颅颈交界和颈椎外科手术图谱

编　著

［意］斯特凡诺·博里亚尼

［意］利维奥·普雷苏蒂

［意］亚历山德罗·加斯巴里尼

［意］弗兰塞斯科·马蒂奥利

主　译

李维新　吴　浩

世界图书出版公司

上海·西安·北京·广州

图书在版编目(CIP)数据

颅颈交界和颈椎外科手术图谱 /（意）斯特凡诺·博里亚尼等编著；李维新，吴浩译. —上海：上海世界图书出版公司,2021.1
ISBN 978-7-5192-7750-5

Ⅰ.①颅… Ⅱ.①斯… ②李… ③吴… Ⅲ.①颅-外科手术-图谱②颈-外科手术-图谱③颈椎-脊椎病-外科手术-图谱 Ⅳ.①R65-64②R681.5-64

中国版本图书馆CIP数据核字（2020）第160536号

Altas of Craniocervical Junction and Cervical Spine Surgery
edited by Stefano Boriani, Livio Presutti,
Alessandreo Gasbarrini and Francesco Mattioli
Copyright © Springer International Publishing Switzerland 2017
This edition has been translated and published under licence from
Springer Nature Switzerland AG
All Rights Reserved

书　　名	颅颈交界和颈椎外科手术图谱
	Lujing Jiaojie He Jingzhui Waike Shoushu Tupu
编　　著	[意]斯特凡诺·博里亚尼　[意]利维奥·普雷苏蒂
	[意]亚历山德罗·加斯巴里尼　[意]弗兰塞斯科·马蒂奥利
主　　译	李维新　吴　浩
责任编辑	芮晴舟
出版发行	上海世界图书出版公司
地　　址	上海市广中路88号9-10楼
邮　　编	200083
网　　址	http://www.wpcsh.com
经　　销	新华书店
印　　刷	杭州宏雅印刷有限公司
开　　本	889 mm×1194 mm　1/16
印　　张	15.25
字　　数	420千字
印　　数	1-2200
版　　次	2021年1月第1版　2021年1月第1次印刷
版权登记	图字09-2018-947号
书　　号	ISBN 978-7-5192-7750-5 / R · 562
定　　价	180.00元

译者名单

主　译　李维新（空军军医大学唐都医院神经外科）

　　　　吴　浩（首都医科大学宣武医院神经外科）

副主译　王　鹏（空军军医大学唐都医院神经外科）

　　　　吴子祥（空军军医大学西京医院矫形外科）

译　者　程　超（空军军医大学唐都医院神经外科）

　　　　左　威（空军军医大学唐都医院神经外科）

　　　　彭立玮（空军军医大学唐都医院神经外科）

　　　　熊　东（空军军医大学唐都医院神经外科）

　　　　江　伟（空军军医大学唐都医院神经外科）

　　　　张津安（空军军医大学唐都医院神经外科）

　　　　赵　磊（空军军医大学唐都医院神经外科）

　　　　林泽西（江苏省苏州市市立医院神经外科）

　　　　张　雷（空军军医大学唐都医院神经外科）

　　　　王善金（同济大学附属东方医院脊柱外科）

序1

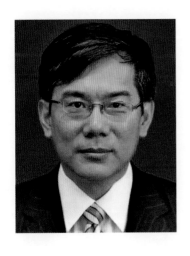

随着科技的发展，神经外科在中枢神经系统疾病的诊断和治疗方面取得了长足的发展，其中脊柱脊髓疾病的诊断和治疗也逐渐被越来越多的神经外科医生所关注，但同脑部疾病相比，脊柱脊髓疾病的诊断和治疗方面还有很大的提升空间，同样，颅颈交界区域的疾病，因解剖结构复杂、手术入路困难、手术难度高、术后并发症等多方面因素，仍是神经外科发展的一个瓶颈。

由德国Springer-Verlag出版社出版的 *Atlas of Craniocervical Junction and Cervical Spine Surgery*（《颅颈交界和颈椎外科手术图谱》）一书，是意大利脊柱专家，脊柱肿瘤研究小组（Spine Oncology Study Group）联合主席，肿瘤AO Spine知识论坛联合主席，米兰盖氏骨矫形外科研究学院脊柱肿瘤外科主任斯特凡诺·博里亚尼（Stefano Boriani）教授领衔编写。该书由解剖，手术计划和手术入路三个部分构成。解剖部分包含了颅颈交界区、下颈椎和颈部的解剖结构；手术计划包括了介入放射学、麻醉学、颈椎手术器械、气管切开术和颈椎肿瘤的手术计划；而手术入路部分阐述了颅颈交界区和颈椎手术的各种入路，用病例加以说明，并且列举了颈椎手术常见的并发症。

作为一名神经外科医生，通过手术为患者解除痛苦是基本的要求，要成为一名合格的神经外科医生，就必须要具备仁心和仁术，而仁术就不仅仅要求医师要有熟练手术操作技巧，还要具有全面掌控疾病诊断和处理治疗中可能发生的问题的能力，同时有充分合理的判断和完善规范的处理措施。而《颅颈交界和颈椎外科手术图谱》中文版的出版发行，恰恰弥补了目前国内这方面的缺失。特别是该书图文并茂，详尽地介绍了颅颈结合部的解剖知识和特点，严谨的手术入路设计，传授完善的手术操作技巧等等，必将使更多的神经外科医生从中获益，对提高和推动我国脊柱脊髓神经外科的发展起到积极的作用。

最后，也要在此对各位译者的辛勤付出，表示诚挚的感谢！

序2

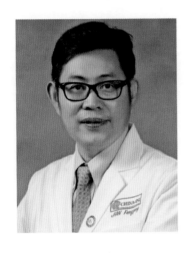

中国大陆的神经外科医生曾经在脊柱外科领域做过许多开创性的工作，但是随着颅底解剖和神经外科显微镜的应用，以及血管介入的发展，更多的神经外科医生将注意力集中在了颅脑，而忽视了脊柱工作的发展，以至于神经外科医生更为普遍地被称为脑外科医生。

近十多年来，越来越多的神经外科医生意识到神经外科的发展离不开脊柱这个重要亚专业的进步，国内许多教学医院相继成立了神经脊柱外科组，一批专心致力于神经脊柱外科工作的医生也脱颖而出，承担起开拓发展这一亚专业的重担。本书的两位主译便是其中的佼佼者，他们俩这些年来一直活跃在神经脊柱外科的推广和专业人才的培训工作中。

本书的原作者斯特凡诺·博里亚尼（Stefano Boriani）教授是意大利著名脊柱专家，脊柱肿瘤研究组（Spine Oncology Study Group）联合主席，肿瘤AO Spine知识论坛联合主席。我在意大利留学期间，虽然没有直接向他请教，但在日常工作及病例讨论中经常提起他，以及他在脊柱肿瘤方面所做的杰出工作。

该书的解剖部分包含了颅颈交界区、下颈椎和颈部结构，完全从临床手术入路的实际需求出发，始终将入路中所涉及的结构作为主线进行反复交代。本书所列病例具有极高的代表性，覆盖了颅颈交界区和颈椎手术所涉及的绝大部分入路，并对手术中所需了解和掌握的介入放射学、麻醉学、手术器械等知识进行了非常实用的说明。更为难能可贵的是，对手术可能出现的并发症和一些容易出现的疏漏进行了较为详尽的描述。确实是该区域临床手术非常实用的常备手册。

在此，我向各位从事脊柱工作的同道们郑重推荐这本书，无论是神经外还是矫形外科，细细品读，相信一定会有长远且深厚的收获！

首都医科大学宣武医院神经外科
中国国际神经科学研究所神经脊柱外科中心

序3

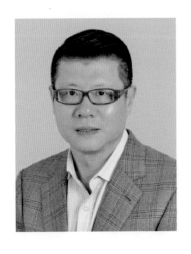

　　在中国脊柱外科的发展史中，神经外科总体上算是新加入者。相较欧美而言，中国脊柱外科尚未完成多学科的融合发展，甚至尚处于启动阶段。因而从学科层面上讲，神经外科需要更加努力，体现价值、推动融合、促进发展。李维新、吴浩两位教授作为神经外科出身的脊柱外科医生，积极向世界顶尖的脊柱外科大师学习，并将国际上最先进的经验技术翻译、介绍给国内的脊柱外科同道，推动国内脊柱外科的进步，令人钦佩、值得推崇。

　　原著主要作者斯特凡诺·博里亚尼（Stefano Boriani）是享誉国际脊柱外科领域的卓越学者。他1996年创立的原发脊柱肿瘤分区系统（WBB）至今仍广为应用，在原发脊柱肿瘤enbloc手术切除方面成果斐然；另一位主要作者利维奥·普雷苏蒂（Livio Presatti）则是著作颇丰的耳鼻喉科内镜专家，在颅颈区微创手术方面建树良多。两位大家联袂撰书注定精彩纷呈，具有独到的视角和经验、技巧。

　　本书结构上由解剖、手术计划、手术入路三个部分构成。图文并茂、结合临床病例讲解，详述手术重点和要点，列举可能的并发症和注意事项，所以内容贴近临床实际，实用性显著；提倡微创理念，介绍内镜和机器人辅助手术，手术精准、观念新颖、先进性强。值得从事脊柱外科的同道仔细研读。

　　期待本书中文版的顺利出版发行。期待与大家一起学习本书的精髓，一起携手提高。

编者名单

埃莉萨·阿加佐蒂·卡瓦扎（Elisa Aggazzotti Cavazza）
意大利，摩德纳大学医院，头颈外科，耳鼻咽喉科

尤努斯·埃姆雷·阿克曼（Yunus Emre Akman）
土耳其，伊斯坦布尔，梅廷·萨邦哲·巴尔塔拉米亚骨病训练和研究医院，骨科和创伤科

马丽亚·保拉·阿贝里西（Maria Paola Alberici）
意大利，摩德纳大学医院，头颈外科

茨费里·马泰奥·阿利坎德里（Ciufelli Matteo Alicandri）
意大利，摩德纳大学医院，头颈外科

马丽亚·雷纳塔·巴金（Maria Renata Bacchin）
意大利，博洛尼亚，里佐利骨科研究所

卡洛塔·芭芭拉（Carlotta Barbara）
意大利，博洛尼亚，奥斯佩代尔·马乔里紧急干预中心

玛格丽塔·贝蒂尼（Margherita Bettini）
意大利，摩德纳大学医院，头颈外科

马尔科·博纳利（Marco Bonali）
意大利，摩德纳大学医院，头颈外科，耳鼻咽喉科

斯特凡诺·博里亚尼（Stefano Boriani）
意大利，博洛尼亚，里佐利骨科研究所，肿瘤和退行性脊柱外科

伊西达·切娜（Isida Cena）
意大利，摩德纳大学医院，头颈外科

埃莉萨·奇加里尼（Elisa Cigarini）
意大利，摩德纳大学医院，头颈外科

马里亚·迪·菲奥雷（Maria Di Fiore）
意大利，博洛尼亚，里佐利骨科研究所

亚历山大·加斯巴里尼（Alessandro Gasbarrini）
意大利，博洛尼亚，里佐利骨科研究所，肿瘤和退行性脊柱外科

里卡尔多·盖尔曼迪（Riccardo Ghermandi）
意大利，博洛尼亚，里佐利骨科研究所，肿瘤和退行性脊柱外科

迈克尔·吉雷利（Michael Ghirelli）
意大利，摩德纳大学医院，头颈外科，耳鼻咽喉科

马尔科·吉罗拉米（Marco Girolami）
意大利，博洛尼亚，里佐利骨科研究所，肿瘤和退行性脊柱外科

马尔科·朱塞佩·格雷科（Marco Giuseppe Greco）
意大利，摩德纳大学医院，耳鼻咽喉科

皮埃尔·瓜里诺（Pierre Guarino）

意大利，摩德纳大学医院，头颈外科

萨尔瓦托雷·伊塞里（Salvatore Isceri）

意大利，博洛尼亚，奥斯佩代尔·马乔里紧急干预中心

弗朗西斯科·马蒂奥利（Francesco Mattioli）

意大利，摩德纳大学医院，头颈外科

埃琳娜·门戈齐（Elena Mengozzi）

意大利，博洛尼亚，奥斯佩代尔·马乔里紧急干预中心

玛塞拉·梅尼凯蒂（Marcella Menichetti）

意大利，摩德纳大学医院，头颈外科

朱莉娅·莫利纳里（Giulia Molinari）

意大利，摩德纳大学医院，头颈外科

加布里尔·莫尔泰尼（Gabriele Molteni）

意大利，摩德纳大学医院，耳鼻咽喉科

利维奥·普雷苏蒂（Livio Presutti）

意大利，摩德纳，维罗纳大学医院，头颈外科，耳鼻咽喉科

路易吉·西莫内蒂（Luigi Simonetti）

意大利，博洛尼亚，奥斯佩代尔·马乔里紧急干预中心

D. 索洛佩托（D. Soloperto）

意大利，维罗纳，维罗纳大学医院，头颈外科，耳鼻咽喉科

P. 赞比托（P. Zambito）

眼鼻喉科医学博士，意大利，摩德纳，维罗纳大学医院

致谢

感谢卡洛·皮奥瓦尼作为解剖学家所做的艰苦工作，以及他对影像的收集和阐述。因为他，我们可以选择最具吸引力的演示图像，使得手术解剖的细节变得清晰。

目录

第 1 部分

解　剖

颅颈交界区解剖

M. 阿利坎德里–茨费里，M. 梅尼凯蒂，M. P. 阿贝里西和L. 普雷苏蒂

1.1 骨性解剖

颅颈交界区（craniocervical junction, CCJ）指包含枕骨、寰椎和枢椎之间的骨韧带复合体结构，它们维持该部位的结构稳定性和活动性[1]。

1.1.1 枕骨

枕骨从前方斜坡向后延伸到人字缝，其胚胎起源是枕骨大孔周围软骨性颅的四个软骨内成骨的初级骨化中心，以及一个膜内成骨的骨化中心[2]。上项线的位置大致相当于横窦，枕外隆凸位于上项线的中点，位置大致相当于窦汇。头半棘肌的附着部可能是窦汇的最精确的标志[3]。

枕骨的基本解剖标志是枕骨大孔，基于该孔，

枕骨分为三个部分：

1. 鳞部，位于枕骨大孔背侧。
2. 基底部或斜坡，位于枕骨大孔腹侧。
3. 髁部，连接鳞部和斜坡[4]。

枕骨大孔最后缘称为颅后点。枕骨大孔的最前缘中点称为颅底点。枕骨大孔最大矢状径通常为（35±4）mm，最大横径略小。

髁部包括双侧枕髁，刚好位于枕骨大孔最大横径处及其前方水平。枕髁在枕骨大孔每侧各一，其形态使得它能与颈椎构成关节，关节角度能够防止颅颈交界处过度轴向旋转[5]。

1.1.2 寰椎（图1-1）

寰椎，即第1颈椎（C1），起源于第4枕节和第1颈节。它是脊椎骨中唯一没有椎体的，有三个骨化部位：前弓和两个神经弓，神经弓日后融合成为一个后弓，从而形成一个包绕延髓—脊髓交界处的骨性环状结构[6]。在多达5%的患者中这个环是不完整的，认识到这点有助于避免在颅颈交界区后路手术中误伤硬膜和脊髓[7, 8]。

寰椎的组成中，前弓约占1/5，后弓占2/5，其余2/5由两侧侧块构成[9]。前弓的中点是前结节，颈长肌和前纵韧带附着在此处，颈长肌的

作用是前屈和侧屈颈椎，前纵韧带则限制颈椎过度后伸。寰椎前弓上还有两个重要的筋膜结构：连接寰椎和枕骨的寰枕前膜以及连接寰椎和枢椎的寰枢前韧带，该韧带紧贴寰枕前膜下方。侧块有上关节面和下关节面，分别与枕髁和枢椎构成真正的滑膜关节。寰枕关节面方向从外侧到内侧形成向尾侧的角度为129°，限制了颈椎过度旋转，而寰枢关节面向头端的角度在130°～135°，允许更大范围的旋转[10]。后结节位于后正中线，为头后小直肌和项韧带提供附着点。寰枕后膜从寰椎后弓上缘延伸至枕骨大孔边缘的前表面[11, 12]。

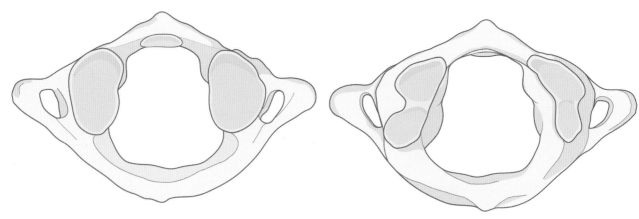

图1-1　C1解剖

1.1.3 枢椎（图1-2）

第2颈椎（C2），也被称为枢椎（字面意思是"转轴"），因为它的结构形成了寰椎和头部旋转的枢轴。枢椎由五个骨化中心形成：一个在枢椎体内，两个在每侧椎弓，两个在齿状突[13]。齿状突指向头侧，其腹侧是一个椭圆形关节面，与寰椎前弓背侧形成关节。在齿状突背侧，有一个横沟，沟上有寰椎横韧带覆盖。枢椎棘突很大，末端有一个深凹，因此它是第一个棘突分叉的颈椎[4]。

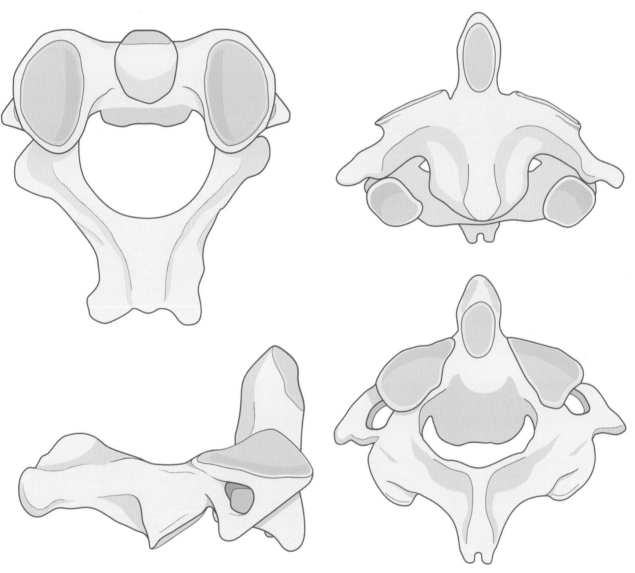

图1-2　C2解剖

1.2　关节和韧带解剖

颅颈交界区由两个主要关节组成：寰枕关节和寰枢关节。它们负责颈椎的大部分运动，并遵循不同的生物力学原理。寰枕关节的力学特性主要由骨性结构决定，而寰枢关节的力学特性主要由韧带结构决定[14, 15]。寰枕关节的主要活动是屈伸。寰枢关节的主要活动是轴向旋转[16]（图1-3和图1-4）。

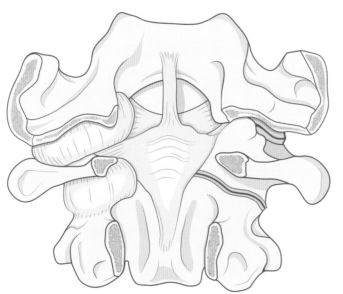

图1-3　上颈椎的韧带（后面观）

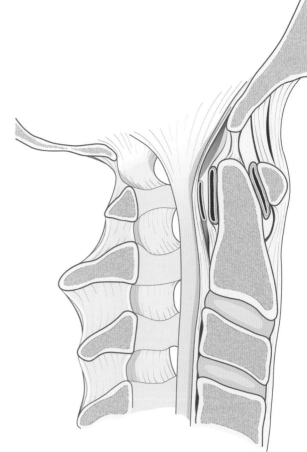

图1-4　上颈椎的韧带（矢状面观）

1.2.1 横韧带

寰椎横韧带是十字韧带的关键结构，亦是人体最重要的韧带之一，是最大、最强、最厚的颅颈韧带（平均高度/厚度 6 ~ 7 mm）[17]。十字韧带上、下束非常薄，对颅颈交界的稳定起到的作用尚不明确，而横韧带是通过把齿状突与C1前弓后面固定来维持颅颈交界区的稳定，并且它把寰椎骨环分为两个隔间：前部容纳齿状突，后部主要容纳脊髓和脊副神经。横韧带位于C2齿状突后方，附着于寰椎两侧的结节。滑膜囊位于齿突和横韧带之间。

横韧带也有一个光滑的纤维软骨表面，允许齿状突在其上滑动[4]。覆膜、硬膜外脂肪和硬膜位于横韧带的背侧[17]。

1.2.2 翼状韧带

翼状韧带连接枢椎和颅底，它将齿突外侧面连接到枕骨大孔前外侧和（或）枕髁内侧面[18-20]。

1.2.3 枕横韧带

枕横韧带是颅颈交界区一个小的副韧带，位于翼状韧带和齿状突的后上方。它附着于枕髁内侧、翼状韧带后上、横韧带的后方，水平穿过枕骨大孔[21]。

德沃夏克（Dvorak）等人[18]指出枕横韧带只存在于10%的人群中，而朗（Lang）[1]发现他们的标本中约有40%存在枕横韧带。之所以出现这种差异，可能是由于枕横韧带与翼韧带临近且具有相似的形态，使得两者难以轻易被区分。

1.2.4 寰枢副韧带

寰枢副韧带是一个重要但常被忽视的韧带，它在内侧附着于枢椎的背侧面，走向外侧和上方，在横韧带后方附着于寰椎的侧块[22, 23]。

塔布斯（Tubbs）等人[24]提出，该韧带可以更恰当地命名为寰枢枕副韧带，以强调其解剖附着处。

1.2.5 寰枕外侧韧带

寰枕外侧韧带是颅颈交界区的另一韧带，常在文献中被忽视。

它正好位于寰枕前膜外侧，附着于寰椎横突和枕骨的颈静脉突[25, 26]。该韧带紧靠头外侧直肌后方，其纤维延伸方向与向肌肉相反方（即肌肉由外向内走行，韧带则由内向外）。

1.2.6 Barkow韧带

Barkow韧带很少被提及。它是一条水平的韧带，附着于枕髁的前内侧面，在翼状韧带附着点的前方。该韧带恰位于齿突上部的前方，纤维走行于翼状韧带的前方，但与这些结构没有连接。

在研究过的病例中，Barkow韧带出现率为92%[20]，位于翼状韧带前方，常附着于寰枕前膜。其主要功能被认为是协同寰枕前膜抵抗寰枕关节的伸展。

1.2.7 齿突尖韧带

齿突尖韧带也称齿状正中韧带或悬韧带，将齿状突的顶端附着到颅底。齿突尖韧带位于两侧翼状韧带之间的三角形区域中（齿突上间隙）[27]，正好走行于翼状韧带后方，十字韧带上部的前方。

1.2.8 覆膜

覆膜是颅颈交界区的一个薄层结构，充当齿突上间隙的后界[27]，位于十字韧带后面，寰枢副韧带沿其外缘走行。覆膜分为2 ~ 3层，不同层次之间有差异，均分布于覆膜全长，最后与后纵韧带融合。

覆膜外层最宽，向两侧附着可达舌下神经管。第二层较厚，从斜坡延伸到枢椎体。在覆盖齿突处，这两层之间常有一个滑囊。第三层最深，不连续，上方附着于斜坡，在齿状突尖端处有一破口。

神经和血管常在覆膜的不同层次之间走行[27]。目前，在解剖和功能上对覆膜的描述不充分，也不一致。

1.2.9 寰枕后膜

寰枕后膜是一种宽而薄的韧带，连接下方的寰椎后弓和上方的枕大孔后缘。它与寰枢后膜以及更下方的黄韧带相延续[28]。一些作者注意到寰枕后膜向外侧延伸，覆盖寰枕关节囊[29]。寰枕后膜与后方的头后小直肌及前方的硬脊膜相邻，也有一些作者注意到寰枕后膜与该两者有连接或交错[30-32]。

1.2.10　寰枕前膜

寰枕前膜是一个薄层结构，将寰椎前面与枕骨大孔前缘相连[19, 20, 27-32]，恰位于颈部椎前肌的后方，Barkow韧带的前方。塔布斯等人[20]观察到Barkow韧带在中线处与寰枕前膜相连。寰枕前膜也作为齿突上间隙的前壁，此间隙容纳翼状韧带、齿突尖韧带和Barkow韧带，以及脂肪和静脉[27]。

1.2.11　项韧带

项韧带是棘上韧带的头侧延伸，范围从C7棘突到枕外隆凸。由于颈椎棘突相对较短，颈椎存在前凸，项韧带在中线处形成了左、右颈后肌群的分隔，而且其中有些肌肉在内侧附着于项韧带。

1.3　肌肉解剖

颅颈交界区的肌肉不限制关节的活动。它们被认为在该部位的运动中作用很小。其主要功能是启动和维持颅颈交界区的运动[33]。它们根据所起的作用分组，如伸展、屈曲、外展、内收和旋转。

涉及C1～C2复合体前方的肌肉为头前直肌和头外侧直肌，两者均起自C1横突前表面，延伸至枕骨基底下表面。头长肌从枕骨和斜坡的下表面延伸到C3～C6的横突。颈长肌位于椎体前方，上方被头长肌覆盖。它分为三个部分，附着点位于颈椎横突、T1横突，以及T1椎体的前面。

在后方，C2短粗分叉的棘突有三组肌肉附着（图1-5）：

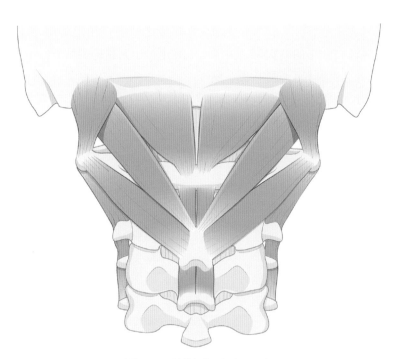

图1-5　颈部短肌（后面观）

- 颈半棘肌，从C2～C5的棘突延伸至前T5～T6的横突。
- 头下斜肌，延伸至C1的横突，形成枕下三角的下边界。
- 头后大直肌，延伸至下项线，形成枕下三角的内侧边界。

三角形的外侧边界由上斜肌构成，该肌从C1的横突延伸至下项线。头后小直肌从下项线到寰椎后结节，是唯一附着于寰椎后弓的肌肉。在外侧，中斜角肌附着于枢椎的横突，肩胛提肌附着于寰椎的横突[34, 35]。

1.4　动脉系统

椎动脉是供应颈髓的主要血管。有2条椎动脉（每侧各一），它们分别起自每侧锁骨下动脉的第一段。它们向上方和外侧走行，直到每侧C6横突孔（第一段，V1），然后上行通过每节颈椎的横突孔，直到枢椎（第二段，V2），并继续向外侧到达寰椎的横突孔；椎动脉在此处向后环绕寰椎侧块，穿过寰枕后膜，进入枕大孔（第三段，V3）。

之后，2支椎动脉合并形成基底动脉（第四段和第五段，V4和V5）（图1-6）。

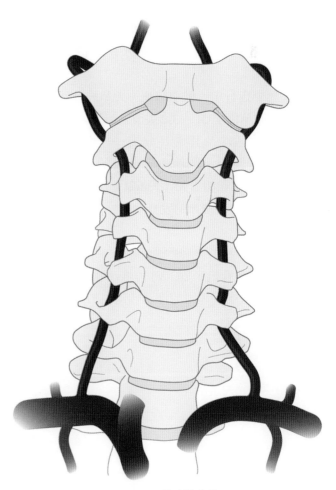

图1-6　椎动脉分段

总结：

● 椎动脉从C6横突孔到C2横突孔的部分称为V1段。

● 椎动脉从C2横突孔到C1横突孔的部分称为V2段。

● 从C1横突孔到硬膜入口的部分为V3段[36]。

研究表明，椎动脉有50%为左侧优势型，25%为右侧优势型，25%为双侧血管直径相等，共同供应基底动脉的血流。

对手术入路而言，充分考虑椎动脉自起始部（锁骨下动脉）到C6的横突孔之间的走行是非常重要的，此段椎动脉位于颈长肌和前斜角肌之间，前方有椎静脉和神经血管束，后方有C7横突及C7、C8神经腹支。

在整个走行中，椎动脉被一大丛静脉所覆盖，最大的静脉丛位于C1～C2关节外侧的区域。

椎动脉远端及其主要分支——小脑后下动脉的形成涉及若干胚胎血管节段的组合。康登（Congdon）[37]和帕吉特（Padget）在人类标本中详细地阐述了这种复杂的发育解剖[38, 39]。

1.4.1 V1段

自C3横突孔出来后，V1段椎动脉向后上方走行，在上关节突下表面的椎动脉沟内形成一个袢，然后出C2横突孔。V1段总长度为17.2～46.1 mm（平均23.4 mm）。动脉的远端位于骨质内，只有切除骨质才能看到。椎动脉向内侧走行，并在C2上关节突下表面的骨性椎动脉孔内反向形成袢，袢的角度范围从2°～110°（平均86°）[36]。

1.4.2 V2段

V2段从C2横突孔出来，起初向外侧弯曲，然后在上方横行。动脉在C2神经节的两根前面走行。在恰科拉（Ciaccola）等人的解剖学研究中，这段动脉的长度从12.6～32.2 mm不等（平均15.7 mm），神经节外侧缘距椎动脉5.1～11.1 mm（平均7.5 mm），椎动脉距离硬膜囊外侧缘14.7～17.9 mm（平均15.3 mm）。该段椎动脉有两组分支，一组是相对较大的肌支，另一组是沿C2神经节进入椎管的小动脉[36]。

1.4.3 V3段

出C1横突孔后，椎动脉向后弯曲接近90°，并在寰椎后弓上表面凹槽内向内侧走行，此处绕寰椎上关节面，然后向前弯曲进入椎管。在恰科拉等人的解剖学研究中，这段动脉的总长度为32.3～43.5 mm（平均35.7 mm），其中C1神经根走行于动脉的后下方。没有起源于该节段的小脑后下动脉。椎动脉最内侧延伸与寰椎后弓骨皮质上的椎动脉沟内缘的距离为2.1～5.2 mm（平均4.24 mm）[40]。

1.4.4 解剖变异

椎动脉畸形的发生率约为3.5%。

右侧椎动脉起源异常的情况可分为三类：

- 椎动脉直接起自主动脉。
- 椎动脉起自颈动脉或头臂动脉。
- 椎动脉呈双干。

左侧椎动脉起源异常也可分为三类：

- 椎动脉直接起自主动脉。
- 椎动脉起自左侧颈内动脉。
- 椎动脉呈双干。

只有两种变异的出现频率更高：起自主动脉弓（位于左侧颈总动脉和左侧锁骨下动脉之间）的左侧椎动脉和起自右侧颈总动脉的右侧椎动脉，后者通常伴有右侧锁骨下动脉异常。

对于外科医生来说，在进入颈深部区域时，了解椎动脉解剖变异，还有其他重要意义：

- 当术者切开颈椎横突的肌肉时，椎动脉异常的椎前长行程段就有损伤的风险。在某些情况下，椎动脉从C7～C2的其他水平进入横突孔，而不是C6；在85%的病例中，双侧椎动脉进入同一节段的横突孔，但在15%的病例中存在不对称的入口（因为右侧椎动脉的入口较低）。

- 对术者的另一个重要提示是，可能出现异常的颈动脉—椎动脉吻合（图1-7）。

- 第3段椎动脉变异。特殊情况下（A），它不会在寰枕膜水平穿过硬膜，而是在寰椎水平或者寰枢椎之间进入硬膜并走行在椎管内（C2节段型椎动脉）;（B）椎动脉上出现一个窗孔。当椎动脉出C2横孔后分为2支，就会出现这种情况。一个分支正常走行，而另一支在C1和C2之间穿过硬膜，并在颅内与第一个分支汇合。（C）假开窗，即小脑后下动脉起自第2段椎动脉或者第3段椎动脉（而不是V4），在寰枢椎水平穿过硬膜，向上走行于脊髓侧方（图1-8）[41, 42]。

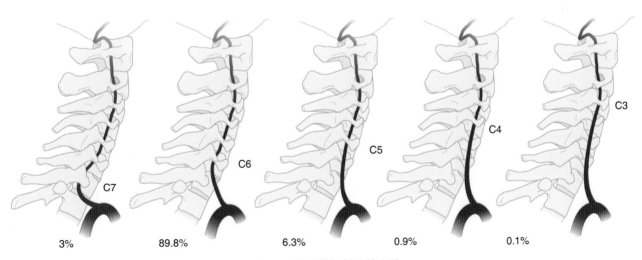

图1-7 椎动脉解剖及其变异

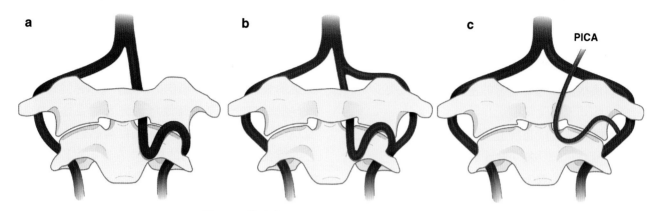

图1-8 椎动脉和基底动脉在C1～C2水平的解剖

1.5 静脉系统

颅内静脉和静脉窦会聚形成主要的硬膜窦——横窦和乙状窦，并注入颅外静脉。这些主要的硬膜窦由一些其他静脉与颅底相沟通。它们形成了一个复杂的静脉网络，在颅颈交界区将颅内静脉引流入颅外静脉[43, 44]。这些静脉结构也被认为在静脉闭塞性疾病中起着重要的旁路作用。

静脉结构包括主要的硬膜窦和导静脉，它们是头部静脉血流的主要引流途径。在直立位，导静脉也被认为有将血流转而导向椎体静脉系统的功能[45]。

在文献中，有许多关于颅颈静脉的解剖和（或）变异的放射学研究，使用的是经导管血管造影或MRI等方法[46-48]。

田上（Tanoue）等人[49]（图1-9）研究了IPS、SCS、MS和ACV；评估了LCV和PCV的解剖结构；LCV在27侧（27%）缺失，PCV在33侧（33%）缺失。OS仅18例出现，其中4例OS发达。这些结果与之前的解剖学研究结果有明显的差异，后者显示OS缺失的概率为35.5%[50]。

IPS沿岩斜裂隙走行，通常连接海绵窦和颈静脉球。

多数研究者根据IPS—颈静脉球汇合处的形态来分类IPS，如单处或多处汇合、丛状汇合、无汇合或与颈静脉丛汇合等。OS可在发育显著的病例中显示，并全部注入右侧乙状窦。根据之前的解剖学研究，向右注入的OS数量是向左注入的OS数量的3倍[51]。大多数PCV起自乙状窦的下外方，但也有起自ACC的病例。在某些病例中，PCV起自颈静脉球，或极少数起自乙状窦[44]。

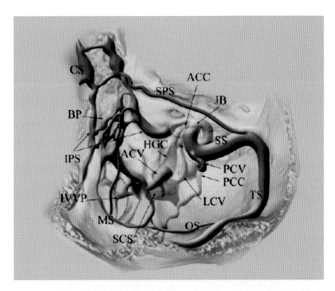

图1-9　颅颈交界区静脉示意图。岩下窦（IPS）起自海绵窦（CS）的后上方，沿岩斜裂走行，注入颈静脉球（JB）。基底丛（BP）位于斜坡上，与双侧IPS沟通。髁前静脉（ACV）和髁外侧静脉（LCV）起自JB内表面，形成髁前静脉汇合（ACC）。ACV经舌下神经管（HGC）向内走行，并注入边缘窦外侧（MS）。MS与枕下海绵窦（SCS）内侧向延续。LCV向后外侧走行并注入SCS。髁后静脉（PCV）起自乙状窦（SS），经髁后管（PCC）注入SCS。SCS位于枕骨下，环绕椎动脉水平部。枕窦（OS）起自窦汇［横窦（TS）与直窦汇合处］，注入MS的后部。MS是一个围绕大孔的圆形窦。MS和SCS内侧部与椎内静脉丛（IVVP）相连[45]

1.6 神经组织

与颅颈交界区相关的神经结构有：

1. 脑干尾侧部分（延髓）
2. 小脑
3. 第四脑室
4. 脊髓的头侧部分
5. 低位脑神经和高位颈神经

在小脑中，只有扁桃体、二腹小叶和蚓部的下部（蚓结节、小舌和蚓锥体）与颅颈交界区有关。二腹小叶位于magno孔外侧部上方，扁桃体位于孔的后缘上方。

C1～C3的传入神经包括源于上颈椎滑膜关节、肌肉、C2～C3椎间盘、颅颈韧带、上颈髓及颅后窝硬膜的神经。综上所述，上三组颈神经被称为窦椎神经，它与上颈椎和后颅窝的疼痛有关[52]。

窦椎神经一词过去是指脊神经返支、脊神经脑膜支和脊膜支[53]。然而，大多数作者现在用窦椎神经这个术语来表示进入椎间孔支配椎管内结构的神经。

所有三组窦椎神经一旦进入椎间孔，就会发出非常纤细的硬膜支，走行在硬膜外隙中，背根神经节的前方。C2和C3的窦椎神经进入椎管后，其主要升支继续上行越过上位椎体，在椎管内与覆膜平行，并继续向上至颅颈交界区的韧带。

C2和C3窦椎神经在它们进入椎管的水平发出横行分支支配覆膜。此外，C2和C3窦椎神经的上升支为覆膜提供第二来源的神经支配。它们与覆膜的外侧边缘平行，通过沿途间断发出细小分支支配覆膜的双层结构。它们还向覆盖其上的硬膜发出非常重要的细小分支。窦椎神经的升支和降支与齿突后方的升动脉伴行至齿突和枢椎体，神经和动脉被一层薄的血管鞘包裹，在一定程度上被血管鞘和被覆其上的纵行静脉窦保护。在它们上升至齿突过程中，动脉在齿突顶端的静脉祥丛之间形成拱形。

C1～C2和C2～C3椎间隙水平的窦椎神经发出长的上升支支配以下部位的结构：神经的椎管入口处、其上方的椎管内以及后颅窝。它们的下降支均可被识别，且从其进入椎管的水平仅下行一个节段。

然而，C1窦椎神经在椎管内行程较短，升支比降支长。C1窦椎神经及其组成根位于下方的寰枢后弓和上方的枕骨之间，紧邻寰枕关节后方。

C3窦椎神经主要支配颅颈区的内侧结构，而C2窦椎神经主要支配外侧结构。C2、C3窦椎神经上升支与下降支的沟通、C2窦椎神经上行支与舌下神经管的沟通，与下方椎体节段性神经支配的排列一致。从胚胎发育的角度，舌下神经管相当于更高一个节段的窦椎神经。因此，枕骨基底至少接受部分上位窦椎神经的支配。有趣的是，C2窦椎神经上行支与舌下神经的交通证实了长期以来的观点，即感觉神经的交通确实发生在颈、颅神经之间。

下方四组颅神经与颅颈交界区关系密切。Ⅸ和Ⅹ脑神经起自延髓，位于下橄榄核和小脑下脚之间的沟内。它们在穿过硬膜进入颈静脉孔时被硬膜鞘分隔开。副神经是唯一穿过枕骨大孔的颅神经。

参考文献

［1］ Lang J (1986) Cervical region, osteology and articulations. Neuro Orthopedics 1: 67－92.

［2］ Shapiro R, Robinson F (1976) Embryogenesis of the human occipital bone. Am J Roentgenol 127: 281－287.

［3］ Martin MD (2010) Anatomic and biomechanical considerations of the craniovertebral junction. Neurosurgery 66(3S): 2－6.

［4］ Menezes AH, Traynelis VC (2008) Anatomy and biomechanics of normal craniovertebral junction (a) and biomechanics of stabilization(b). Childs Nerv Syst 24: 1091－1100.

［5］ Noble ER, Smoker WRK (1996) The forgotten condyle: the appearance, morphology, and classification of occipital condyle fractures.Am J Neuroradiol 17(3): 507－513.

［6］ Kim DM (2007) Surgery of the paediatric spine. Thieme Medical Publications, Stuttgardt. ISBN 978－3－13－141931－6.

［7］ Torriani M, Lourenco J (2002) Agenesis of the posterior arch of theatlas. Revista do Hospital das Clínicas 57(2): 73－76.

［8］ Denaro L (ed) (2010) Pitfalls in cervical spine surgery: avoidance and management of complications. Springer Publications, Stuttgardt. ISBN 978－3－540－85019－9.

［9］ Gray H (1918) Anatomy of the human body. http: //www.bartleby.com/107/.

［10］ Konig SA (2005) Anatomical data on the craniocervical junctionand their correlation with degenerative changes in 30 cadaveric specimens. J Neurosurg Spine 3(5): 379－385.

［11］ Fitzgerald RH (2002) Orthopaedics. Mosby Inc., Stuttgardt.ISBN 0－323－01318－X.

［12］ Murphy TM (2012). Rheumatoid arthritis-etiology, consequences and comorbidities. Elsevier.

［13］ Lustrin ES (2003) Paediatric cervical spine: normal anatomy, variants, and trauma. Radiographics 23(3): 539－560.

［14］ Steinmetz MP, Mroz TE, Benzel EC (2010) Craniovertebral junction: biomechanical considerations. Neurosurgery 66(3 Suppl): 7－12.

［15］ Wolfla CE (2006) Anatomical, biomechanical, and practical considerations in posterior occipitocervical instrumentation. Spine J 6(6 Suppl): 225S－232S.

［16］ Tubbs RS (2011) Ligaments of the craniocervical junction. J Neurosurg Spine 14: 697－709.

［17］ Dickman CA, Mamourian A, Sonntag VK, Drayer BP (1991)Magnetic resonance imaging of the transverse atlantal ligament for the evaluation of atlantoaxial instability. J Neurosurg 75: 221－227.

［18］ Dvorak J, Schneider E, Saldinger P, Rahn B (1988) Biomechanics of the craniocervical region: the alar and transverse ligaments. J Orthop Res 6: 452－461.

［19］ Krakenes J, Kaale BR, Rorvik J, et al (2001) MRI assessment of normal ligamentous structures in the craniovertebral junction.Neuroradiology 43: 1089－1097.

［20］ Tubbs RS, Dixon J, Loukas M, Shoja MM, Cohen-Gadol AA(2010) Ligament of Barkow of the craniocervical junction: its anatomyand potential clinical and functional significance. J Neurosurg Spine 12: 619－622.

［21］ Tubbs RS, Griessenauer CJ, McDaniel JG, et al (2010) The transverse occipital ligament: anatomyand potential functional significance. Neurosurgery 66(3 Suppl Operative): 1－3.

［22］ Schaeffer JP (ed) (1953) Morris' human anatomy a complete systematictreatise, 11th edn. The Blakiston Company, New York.

［23］ Yuksel M, Heiserman JE, Sonntag VK (2006) Magnetic resonance imaging of the craniocervical junction at 3-T: observation of the accessory atlantoaxial ligaments. Neurosurgery 59: 888－893.

［24］ Tubbs RS, Salter EG, Oakes WJ (2004) The accessory atlantoaxial ligament. Neuro surgery 55: 400－404.

［25］ Pick TP, Howden R (eds) (1901) Gray's anatomy, descriptive and surgical. Lea Brothers, Philadelphia.

［26］ Tubbs RS, Stetler W, Shoja MM, Loukas M, Hansasuta A, Liechty P et al (2007) The lateral atlanto-occipital ligament. Surg Radiol Anat 29: 219－223.

［27］ Haffajee MR, Thompson C, Govender S (2008) The supraodontoid space or "apical cave" at the craniocervical junction: a microdissection study. Clin Anat 21: 405－415.

［28］ Tubbs RS, Wellons JC III, Blount JP, et al (2002) Posterior atlanto-occipital membrane for duraplasty. Technical note. J Neurosurg 97(2 Suppl): 266－268.

［29］ Zumpano MP, Hartwell S, Jagos CS (2006) Soft tissue connection between rectus capitus posterior minor and the posterior atlantooccipital membrane: a cadaveric study. Clin Anat 19: 522－527.

［30］ Hack GD, Koritzer RT, Robinson WL, et al (1995) Anatomic relation between the rectus capitis posterior minormuscle and the dura mater. Spine 20: 2484−2486.

[31] Thompson VP (1995) Anatomical research lives！Nat Med 1: 297−298.

[32] Williams PL (ed) (1996) Gray's anatomy: the anatomical basis of medicine and surgery, 38th edn. Churchill Livingstone, London.

[33] Van Gilder JC, Menezes AH, Dolan K (1987) The craniovertebral junction and its abnormalities. Futura, New York, pp 1−255.

[34] Menezes AH (2003) Developmental abnormalities of the craniocervical junction. In: Winn RH (ed) Youmans neurological surgery.Saunders, Orlando, p 3331−3345.

[35] Osenbach RK, Menezes AH (1992) Pediatric spinal cord and vertebral column injury. Neurosurgery 30: 385−390.

[36] Cacciola F, Phalke U, Goel A (2004) Vertebral artery in relationship to C1−C2 vertebrae: an anatomical study. Neurol India 52: 178−184.

[37] Congdon ED (1922) Transformation of the aortic-arch system during the development of the human embryo. Contrib Embryol 68: 47−110.

[38] Padget DH (1948) The development of the cranial arteries in the human embryo. Contrib Embryol 212: 205−261.

[39] Padget DH (1954) Designation of the embryonic intersegmentalarteries in reference to the vertebral artery and subclavian stem. Anat Rec 119: 349−356.

[40] Bruneau M, Cornelius JF, George B (2006) Antero-lateral approach to the V3 segment of the vertebral artery. Neurosurgery 58: 29−35.

[41] Gaillard F (2008) Title of subordinate document. In: Anatomy and vertebral artery. Toshiba (Australia) Medical Division. Available via DIALOG. http: // radiopaedia.org/articles/vertebral-artery. Accessed26 Oct 2008.

[42] Duan S, He H, Lv S, et al (2010) Three-dimensional CT study on the anatomy of vertebral artery at atlantoaxial and intracranial segment.Surg Radiol Anat 32(1): 39−

44. doi: 0.1007/s00276−009−0552−5. Epub 2009 Aug 26.

[43] San Millàn, Ruìtz D, Gailloud P, et al (2002) Thecraniocervical venous system in relation to cerebral venous drainage. AJNR Am J Neuroradio l23: 1500−1508.

[44] Tanoue S, Kiyosue H, Sagara Y, et al (2010) Venous structures at the craniocervical junction: anatomical variations evaluated by multidetector row CT. BrJ Radiol 83(994): 831−840.

[45] Takahashi S, Sakuma I, Omachi K, et al (2005) Craniocervical venous anatomy around the suboccipital cavernoussinus: evaluation by MR imaging. Eur Radiol 15: 1694−1700.

[46] Caruso RD, Rosenbaum AE, Chang JK, Joy SE (1999) Craniocervical junction venous anatomy on enhanced MR images: the suboccipital cavernous sinus. AJNR Am J Neuroradiol 20: 1127−1131.

[47] Arnautovic' KI, al-Mefty O, Pait TG, et al (1997) The suboccipital cavernous sinus. J Neurosurg 86: 252−262.

[48] Das AC, Hasan M (1970) The occipital sinus. J Neurosurg 33: 307−311.

[49] Valdueza JM, von Mü nster T, Hoffman O, et al (2000) Postural dependency of the cerebral venous outflow. Lancet 355: 200−201.

[50] Hacker H (1974) Dural venous sinuses. In: Newton TM, Potts DG (eds) Radiology of the skull and brain, vol 2 Book 3 Veins. CV Mosby, Saint Louis. p. 1862−1872.

[51] Rennie C, Haffajee MR, Ebrahim MA (2013) The sinuvertebral nerves at the craniovertebral junction: a microdissection study. Clin Anat 26(3): 357−366.

[52] Wiberg G (1949) Back pain in relation to the nerve supply of the intervertebral disc. Acta Orthop Scand 19:211−221.

[53] Kimmel DL (1961) Innervation of spinal dura mater and dura mater of the posterior cranial fossa. Neurology 11: 800−809.

下颈椎解剖

M. 吉罗拉米，R. 盖尔曼迪，M. 吉雷利，A. 加斯巴里尼和S. 博里亚尼

颈椎解剖位置深在，从轴位上看，它位于颈部中央，周围有坚强厚实的肌肉。它被颈深筋膜的深层所包绕（图2-1）。

本章主要介绍下颈椎（C3～C7）的基本解剖结构。

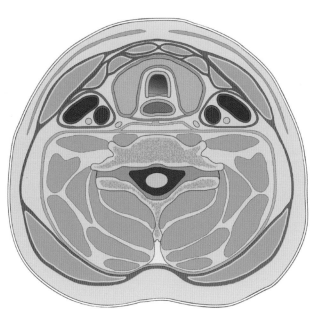

图2-1　下颈椎轴位观

2.1　骨性解剖

2.1.1　C3～C6

颈椎由前方的椎体和后方的骨性神经弓组成，骨性神经弓由椎弓根和椎板组成（图2-2）。

下颈椎椎体通常呈小方形。C3～T1上终板两侧为钩突，与它们上位椎体下终板两侧的钩状面形成钩椎关节（Luschka关节）。

骨性神经弓由两侧椎弓根和椎板组成，构成椎孔的后缘，椎孔呈三角形，尖端指向后方[1]。

从两个椎板相接处向后延伸的是分叉的棘突。

横突从每侧椎弓根和椎板的交界处向外侧延伸。颈椎横突分为前后两支，向外分别止于前、后结节，2支之间有肋薄板（或称为结节间薄板）连接。横突内有横突孔。

横突后支起自椎弓根和椎板的连接处，是真正形态学意义上的横突；前支起自椎体，属于进化过程中的残余部分。

需要注意的是，第6颈椎横突前结节体积庞大，是重要的手术标志；且与颈总动脉关系密切，故又称颈动脉结节（Chassaignac结节）[2]。

椎板和椎弓根的连接处在上、下关节突之间向外侧突起,形成两侧的侧块。

侧块的上关节面平坦,呈卵圆形,朝向后上方,而与其对应的下关节面主要朝向前方,较上关节面更接近冠状平面[3]。

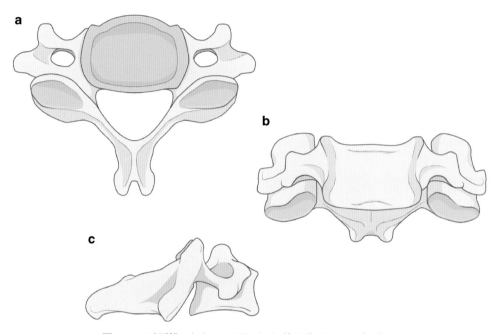

图2-2　下颈椎:(a)上面观;(b)前后位观;(c)侧位观

2.1.2　C7：隆椎

C7的一些特征使其区别于其他颈椎，它呈现出颈椎和胸椎的过渡形态（图2-3）。

棘突不分叉，指向后下方，末端有一个粗大结节，是项韧带的附着点。

横突后结节较其他颈椎厚，有时尤为突出（颈肋）。

关节面更垂直但仍然是上关节面朝向背侧，下关节面朝向腹侧。

还有横孔的内容物和形状。事实上孔内只有椎静脉走行，而非椎动脉。此外，它常被骨梁分隔。横突孔腹侧骨质较薄，可能发育不全或部分缺如。

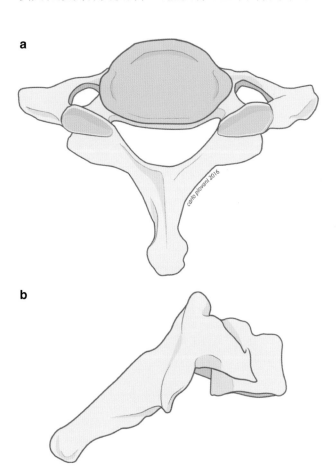

图2-3　C7：（a）上面；（b）侧面观

2.2　关节和韧带解剖

每个运动节段内都有位于前方和后方的关节，分别位于椎体与侧块之间。

两个相邻的椎体通过三个关节连接在一起：两个钩椎关节和一个椎间盘关节。后者是一种不动关节，因为没有关节腔，运动是通过椎体之间的椎间盘来实现的。椎间盘是由中央的髓核以及包裹在其周围的纤维环形成的。

钩椎关节是一种滑膜关节，由C3～T1上终板两侧的钩突与它们上位椎体下终板两侧相应的关节面构成，钩椎关节允许颈椎进行屈伸运动并限制侧屈。

在背侧，上位颈椎下关节面和下位颈椎的上关节面构成平面状的滑膜关节。关节突关节在脊柱不同区域具有不同的形态，并影响其所在节段的运动平面。在颈椎，上关节面朝向上方和背侧，下关节面朝向下方和腹侧。侧块关节囊对维持节段性稳定有重要作用。

相邻椎体间有韧带系统连接（图2-4），从而允许节段运动：

1. 前纵韧带（ALL）
2. 后纵韧带（PLL）
3. 黄韧带
4. 棘间韧带
5. 项韧带

2.2.1　前纵韧带

该纤维结构的韧带在椎体的腹侧表面从颅底一直延伸到骶骨，它限制脊柱过伸。

2.2.2　后纵韧带

该韧带位于椎管内椎体的背面，从枕部延伸至骶骨。在分离前方的硬膜外间隙时应注意，因为该韧带可能与硬膜囊关系密切。

2.2.3 黄韧带

该韧带因含有大量弹性纤维，外观呈现黄色而得名（拉丁语：flavus，黄）。黄韧带附着于椎板，左右对称，被中央的裂隙隔开。它们起自椎板腹侧面的下半部，止于下位椎板的上缘。打开椎管时应

小心，因为该韧带可能与硬膜囊关系密切。

2.2.4 棘间韧带

这些韧带连接两个相邻的棘突，向腹侧延伸至黄韧带。

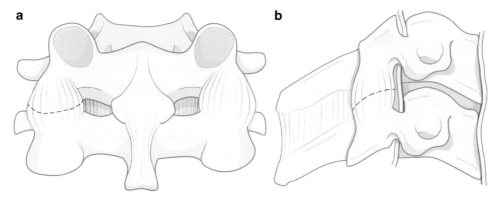

图2-4　包含后方关节囊和韧带结构（后韧带复合体）的脊柱功能性单元：（a）后面观；（b）侧面观

2.2.5　项韧带

该韧带从枕外隆突延伸至C7棘突（图2-5）。它与胸椎、腰椎的棘上韧带同源。项韧带深达每个颈椎的棘突，起到分隔左右两侧椎旁肌的作用[4]。

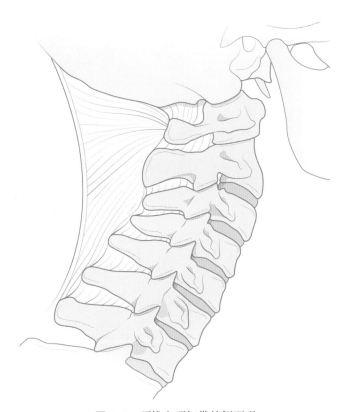

图2-5　颈椎和项韧带的侧面观

2.3 肌肉解剖（表2-1）

表2-1 肌肉解剖

分类	肌肉		起点	止点	神经支配	功能
椎前肌	颈长肌	上斜纤维	C3～C5横突	寰椎前弓	C2～C8前支分支	颈部屈曲、侧屈、旋转到对侧
		下斜纤维	T1～T3椎体	C5～C7横突		
		垂直纤维	C5～T3椎体	C2～C4椎体		
	头长肌		C3～C5横突	枕骨基底部	C1～C3腹支	头部屈曲
	头前侧直肌		寰椎横突	枕骨基底部	C1和C2腹支	头侧屈曲到同侧
	头外侧直肌		寰椎横突	枕骨颈静脉部		
	中斜角肌		C2～C7横突	第1肋	C5～C8腹支	上提第1肋 脊柱屈曲、侧屈、旋转到对侧
	后斜角肌		C5～C7横突	第2肋	C6～C8腹支	后伸脊柱
枕下肌（C0～C2）	头上斜肌		C1横突	枕骨	枕下神经（C1背支）	头部后伸、侧屈
	头下斜肌		C2棘突	C1横突		旋转头部到同侧
	头后大直肌		C2棘突	枕骨下项线（外侧部）		后伸头部、侧屈、旋转头部到同侧
	头后小直肌		寰椎后弓	枕骨下项线（内侧部）		后伸头部
椎旁肌	浅层 斜方肌降部		上项线（中间部）、枕外隆突、项韧带	锁骨外1/3	C3～C4脊神经腹支（CN XI）	支撑上臂重量
	斜方肌横部		C7～T3棘突	肩胛骨和肩峰		内收肩胛骨
	斜方肌升部		T3～T12棘突	肩胛骨（内侧边缘）		肩胛骨内旋和下压

（续表）

肌肉		起点	止点	神经支配	功能
胸锁乳突肌		胸骨柄和锁骨	上项线（前部）和颞骨乳突	C2～C3脊神经腹侧分支	前屈头部，旋转头部到对侧
小菱形肌		项韧带和C7棘突	肩胛骨（内侧缘）	肩胛背神经（C4～C5～C6）	内收肩胛骨
肩胛提肌		C1～C4横突	肩胛骨内侧角	C4～C5，肩胛背神经分支	上提和内收肩胛骨
中间层					
后上锯肌		项韧带下半部，C6～T12棘突	第2～5肋	C6～T2后支	提肋（帮助深呼吸）
颈夹肌		T3～T5棘突	C1～C3横突	C2～C4后支	后伸脊柱
头夹肌		项韧带下半部，C7～T12棘突	上项线（外侧部），颞骨乳突	C4～C7后支的外侧支	后伸脊柱，侧屈头颈到同侧
深层					
竖脊肌（颈髂肋肌）	椎旁肌	第1～5肋	C4～C6横突	C6～T2后支	后伸脊柱
竖脊肌（颈最长肌）		T1～T6横突	C2～C5横突后结节		
竖脊肌（头最长肌）		C3～T3横突	颞骨乳突	C4～C7后支	后伸脊柱
竖脊肌（颈棘肌）		C6～T12棘突	C2～C4棘突		
竖脊肌（头棘肌）		T1～T6横突	枕骨，与头半棘肌合并		
横突棘肌群（颈半棘肌）		C4～T6横突	C2～C5棘突		
横突棘肌群（头半棘肌）		横突	枕骨，与头半棘肌合并	C4～C7后支	后伸脊柱，旋转脊柱到对侧
横突棘肌群（多裂肌）		横突	上方1～4个节段椎体棘突		
横突棘肌群（回旋肌）		横突	棘突		
颈棘间肌		棘突	上位椎体棘突	相应节段脊神经后支	伸展脊柱
颈横突间肌		横突	上位椎体横突		侧屈头颈到同侧

2.4 动脉系统

脊髓的所有节段均由三条脊髓动脉供血，一条前动脉和两条后动脉。这些动脉起自椎动脉的颅内（V4）段。在发出这些动脉之后，两侧椎动脉汇合形成基底动脉。

脊髓前动脉在脊髓前面的前正中裂内下行。两条脊髓后动脉沿脊髓后外侧沟对称下行，恰位于脊神经背根后方。它们走行在蛛网膜下腔并发出分支供应脊髓。

脊髓前、后动脉通过前根动脉和后根动脉形成吻合（连接），根动脉来自髓动脉的分支（脊柱动脉，节段动脉），沿脊髓神经进入硬膜囊。这些节段性吻合可起源于椎动脉的任何水平[5]。

颈部脊髓还有额外的两条动脉参与供血：颈升动脉，甲状腺下动脉的分支（或甲状颈干）；颈深动脉，由起自锁骨下动脉的肋颈干发出。

2.5 静脉系统

颈椎的静脉系统可分为椎外丛和椎内丛。

椎外丛（Batson 丛）可进一步细分为椎外前静脉丛，覆盖椎体的腹侧面；椎外后静脉丛，分布在椎板的背侧面、侧块和棘突。

椎内丛位于硬膜外间隙，并进一步细分为前部和后部，通过横丛与对侧沟通。椎内静脉丛引流椎体的血液至椎体静脉，引流脊髓的血液至髓静脉。

蛛网膜下腔静脉系统与动脉系统差别不大：有一根脊髓前静脉，但仅有单根脊髓后静脉。两者引流血液进入脊髓前、后根静脉（分别与同名脊神经根伴行），然后汇入椎间静脉经椎间孔出硬膜外隙。

此后血流经椎静脉和颈深静脉，汇入头臂静脉，参与组成上腔静脉系统。

2.6　颈脊神经

脊神经由前根和后根组成：前根（运动纤维）起自脊髓前角，在前外侧沟出脊髓；后根（感觉纤维）起自背根神经节，该神经节由假单极神经元组成。它们的中枢突从后外侧沟进入脊髓，到达脊髓后角，周围突与前根汇合形成脊神经。

颈髓有八对脊神经，它们出椎间孔后立即分为前支（腹支）和后支（背支）（图2-6）。

前支均走行于脊神经沟内，沟的前界是椎动脉和横突前结节，后界是横突和后结节，内界是椎体，外界是侧块关节。

C1、C2、C3、C4神经前支形成颈丛，C5、C6、C7、C8和T1神经前支形成臂丛。每根颈神经均通过灰交通支接受交感神经纤维。

位于横突腹侧的上、中、下神经节由交感神经干连接形成颈部的交感神经。来自T1脊神经的节前纤维经白交通支止于上述神经节，它们发出的节后纤维再经灰交通支并入相应脊神经。

脊神经后支向后走行，支配包括关节囊、肌肉和皮肤在内的后部结构。C1神经（枕下神经）的后支成分特殊，由支配枕下肌的运动纤维组成。

C2神经后支（Arnold 枕大神经）由较粗大的感觉支，即支配头部皮肤的枕大神经，以及较细小的运动支（支配下斜肌、半棘肌、头最长肌和斜方肌）组成。

C3神经后支也支配头皮的感觉。

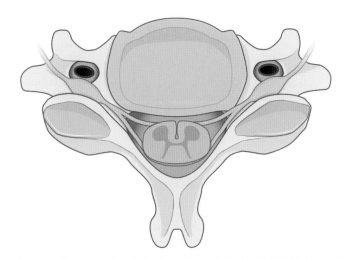

图2-6　下颈椎及脊髓、神经、椎动脉的上面观。脊神经从椎动脉背侧经过，再分为前支和后支

参考文献

［1］ Norton NS (2016) Netter's head and neck anatomy for dentistry. Elsevier Health Sciences.

［2］ Anastasi G (2007) Human Anatomy［Trattato di anatomiaumana］. Edi. Ermes.

［3］ Bogart BI (2007) Elsevier's integrated anatomy and embryology. Mosby Elsevier.

［4］ Hoppenfeld S (2009) Surgical exposures in orthopaedics: the anatomicapproach, 4th ed. Lippincott Williams & Wilkins.

［5］ Paulsen W (2011) Sobotta atlas of human anatomy: head, neck and neuroanatomy. Vol.3, 15th ed. Elsevier Urban & Fisher.

颈部解剖

3

M.博纳利，D.索洛佩托，E.阿加佐蒂·卡瓦扎，M.吉雷利和L.普雷苏蒂

3.1 局部解剖学

颈椎是一个复杂而重要的区域，几个极其重要的结构在这个小区域内紧密相连。颈部的上界为颅颈线，这条线从颏联合的下部延伸到枕外隆突（对应窦汇的位置），在下方，颈部借锁骨和肩与胸部和上肢相连。

第1颈椎位于下颌角后方，其横突可在下颌角和乳突之间触及。在C3水平，前方是舌骨；在C4水平，前方是甲状软骨；环状软骨平对C6。

横切面上，颈部大致分为两部分：后区或项区（骨骼肌区）；前区或气管区（肌筋膜区）。通常认为前后区分界线从颈椎横突延伸到斜方肌前缘。从局部解剖看，颈部的前区被胸锁乳突肌分为前三角和后三角。这两个三角形区域将在特定章节讲述。胸腔入口，即胸廓上口，是颈部与纵隔连接的区域。它由后方的脊柱（在T1水平）、外侧的第1肋软骨和前方的胸骨切迹（颈静脉切迹）包围而成。接下来重点讲述手术过程中将会到达的结构和区域（图3–1）。

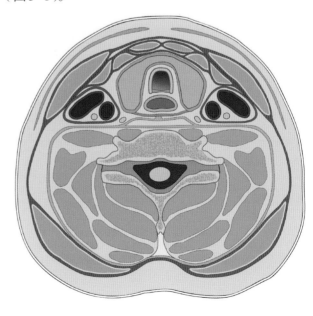

图3–1 颈部主要肌肉和筋膜层的横截面

27

3.2 颈部肌肉

3.2.1 颈阔肌

颈阔肌是颈部唯一的皮肌，而颈部其他肌肉均为骨骼肌。它是皮下组织中宽阔而菲薄的一层肌肉，覆盖了颈前部和侧方，以及面部的下方，在皮肌瓣成形时可以切断。

3.2.2 胸锁乳突肌

胸锁乳突肌长而厚实，位于颈部前外侧。它附着于胸骨、锁骨和乳突，覆盖了颈部的大血管，颈外静脉从该肌表面跨过，并在靠近臂丛和颈后三角的前角处走行于锁骨后方。来自颈丛的耳大神经在Erb点斜跨该肌表面上行（图3-2）。

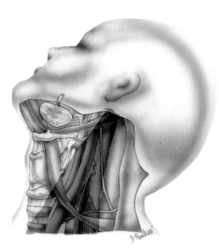
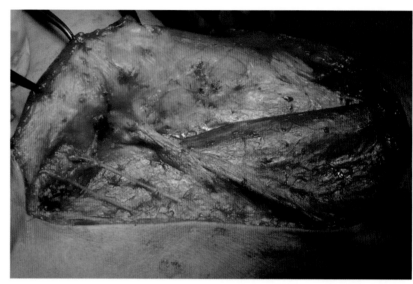

图3-2 右侧胸锁乳突肌及其与颈外静脉和耳大神经的关系［感谢意大利维罗纳耳鼻喉科达妮埃莱·马尔基奥尼（Daniele Marchioni）教授提供图片］

3.2.3 舌骨上肌群（图3-3）

舌骨上肌群位于舌骨上方的下颌下区域，连接舌骨和颅骨，分别为颏舌骨肌（深层）、下颌舌骨肌、茎突舌骨肌（中层）和二腹肌（表层）（表3-1）。

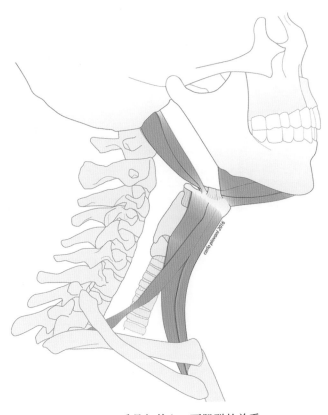

图3-3 舌骨与其上、下肌群的关系

表3-1 舌骨上肌群

肌 肉	起 点	止 点	神经支配	功 能
二腹肌（前腹）	下颌骨下缘内侧	舌骨体，被与后腹相连的中间腱连接	下颌舌骨肌神经，三叉神经的分支（V3）	抬高舌骨，帮助下颌骨下降和收缩
二腹肌（后腹）	颞骨二腹肌结节	舌骨体，被与前腹相连的中间腱连接	面神经（CN Ⅶ）	抬高舌骨，帮助下颌骨下降和收缩
茎突舌骨肌	茎突	舌骨体	面神经（CN Ⅶ）	有助于在吞咽时向上和向后拉舌骨
下颌舌骨肌	下颌骨舌骨线	舌骨体和正中缝	下颌舌骨肌神经，三叉神经的分支（V3）	吞咽时舌骨和舌头抬高
颏舌骨肌	下颏结节	舌骨体	舌下神经，C1分支	抬高舌骨和舌头

3.2.4 舌骨下肌群（带状肌群）（图3-3）

舌骨下肌群在发育程度上有很大差异。它们连接舌骨与胸、肩和喉的上部，分别是胸骨甲状肌、甲状舌骨肌、胸骨舌骨肌和肩胛舌骨肌。它们覆盖在甲状腺、甲状软骨、喉、气管和食管表面（表3-2）。

表3-2　舌骨下肌群

肌　肉	起　点	止　点	神经支配	功　能
肩胛舌骨肌（上腹）	舌骨体和大角	SCM深面，通过肌腱连接到下腹	舌下神经下行支（C2、C3分支）	下压舌骨
肩胛舌骨肌（下腹）	肩胛骨上缘	SCM深面，通过肌腱连接到上腹	颈丛的颈神经下行支	下压舌骨
胸骨舌骨肌	胸骨柄后缘和锁骨内侧1/3	舌骨下缘	舌下神经袢	下压舌骨
胸骨甲状肌	胸骨柄后缘和第一肋软骨	甲状软骨斜线	舌下神经袢	下压喉和甲状软骨
甲状舌骨肌	甲状软骨斜线	舌骨体下缘	C1甲状舌骨支	下压喉和舌骨，提升甲状软骨

3.2.5　肩胛舌骨肌（图3-4）

肩胛舌骨肌是颈部的一个重要解剖标志，因为它将颈前、颈后三角分成更小的三角形区域。它同时也是颈淋巴结Ⅲ区和Ⅳ区的解剖分界，因而也被称为"医生的朋友"。在锁骨上区使用内镜探查臂丛的手术中，肩胛舌骨肌是可靠的标志。

肩胛舌骨肌和胸骨舌骨肌有共同的胚胎原基。它的形状和附着点常有变异，通常有两个肌腹（前腹和后腹），从舌骨斜形延伸到肩胛骨。

除此之外，其中间腱与颈内静脉的关系也存在变异。它通常覆盖颈内静脉的下段，但也有例外的报道。肩胛舌骨肌是舌骨下肌群中最常发生缺如的肌肉。它可能只在一侧出现，也可能只包含单个肌腹；单个肌腹的缺如比起两个肌腹均不发生的情况更为常见；其下腹可以由两个肌腹构成，其中第二个肌腹可能起自喙突。当下肌腹缺如时，上肌腹则起自锁骨，此时称为锁骨舌骨肌。

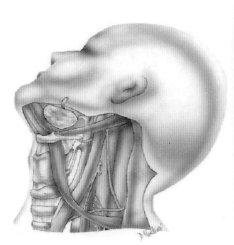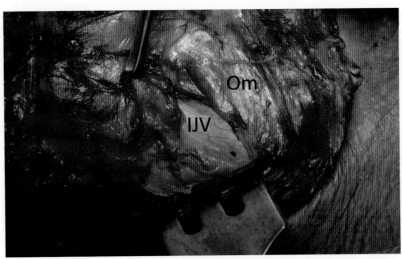

图3-4　肩胛舌骨肌（Om）及其与颈内静脉（IJV）的关系（感谢意大利维罗纳耳鼻喉科达妮埃莱·马尔基奥尼教授提供图片）

3.3 血液供应：动脉和静脉（图3-5）

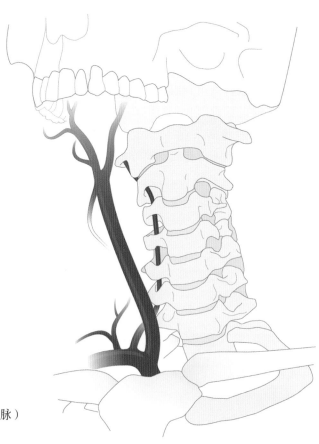

图3-5 颈部动脉供血（主要显示颈动脉、锁骨下动脉和椎动脉）

3.3.1 动脉

颈部的主要动脉包括：

● 锁骨下动脉——其涉及颈椎手术入路的分支为（表3-3）：

表3-3 锁骨下动脉涉及颈椎手术入路分支

动 脉	起 源	描 述
甲状颈干	锁骨下动脉第一段的分支，沿着前斜角肌走行	分为四支： 甲状腺下动脉 肩胛上动脉 颈横动脉 颈升动脉
肋颈干	右锁骨下动脉第一段和左锁骨下动脉第二段的分支。	分为两支： 颈深动脉 肋间最上动脉
椎动脉	锁骨下动脉的第一段	见第1章

- 颈总动脉——其涉及颈椎手术入路的分支为（表3-4）：

表3-4 颈总动脉涉及颈椎手术入路分支

动 脉	起 源	描 述
甲状腺上动脉	颈外动脉的第一个分支，自起始部发出（舌骨水平以下）	沿咽下缩肌下缘走行至甲状腺
		喉上动脉起源于甲状腺上动脉并穿过甲状舌骨膜供应
舌动脉	颈外动脉的第二个分支（舌骨水平以上）	斜向内上方舌骨大角方向走行，经过咽中缩肌浅面时，在该肌前下方形成血管袢，舌下神经从袢的浅面跨过
		舌动脉在二腹肌后腹和茎突舌骨肌深面向前走行
		舌动脉发出一个舌骨分支，走行于舌骨上表面并供应该区域的肌肉
		它经过舌骨舌肌深面，并在舌骨舌肌和颏舌肌之间向前走行，供应舌
面动脉	舌动脉上方（舌骨水平以上）	发出后立即向上方，在二腹肌后腹和茎突舌骨肌深面走行
		沿着下颌下腺走行时发出颏下动脉，供应该腺体
		迂曲向上在咬肌表面跨过下颌骨体，供应面部
咽升动脉	起自颈外动脉的后部，颈总动脉分叉附近（舌骨水平以下）	颈外动脉最小的分支
		在咽外侧和颈内动脉之间上行，发出一系列分支：
		3～4个咽支供应咽上缩肌和咽中缩肌
		上支穿过咽上缩肌上部的间隙
		发出鼓膜下支、供应中耳腔，脑膜后支、供应后颅窝的骨和硬膜
枕动脉	起自颈外动脉的外侧（舌骨水平以上）	沿着二腹肌后腹和茎突舌骨肌下缘走行
		舌下神经从后方绕过枕部动脉向前走行，然后沿着乳突向后走行，并在骨面上形成一个沟
		穿过连接斜方肌附着点和胸锁乳突肌之间的筋膜
		在头皮的结缔组织层上升，分成许多分支
		与耳后、颞浅动脉吻合
		动脉的终末支与枕大神经伴行

3.3.2 颈部动脉的重要解剖变异

3.3.2.1 Lusory动脉

这是主动脉弓最常见的胚胎解剖学异常的形式。

在这种特殊情况下，右锁骨下动脉异常，头臂干不存在。实际上，主动脉弓发出四条独立的动脉：① 右颈总动脉，② 左颈总动脉，③ 左锁骨下动脉，④ 右锁骨下动脉，起自主动脉弓最左侧。

此时，右锁骨下动脉通常经食管后方向右走行。若最终出现动脉压迫食道的情形，则称为"Lusoria吞咽困难"（图3-6）。

与Lusory动脉有重要解剖关联的结构是右侧喉不返神经，它起自颈部迷走神经，但没有典型的返回过程。

3.3.2.2 静脉（图3-7）（表3-5）

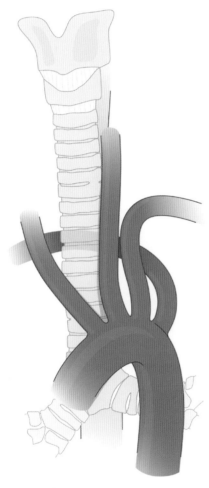

图3-6 Lusory动脉。右锁骨下动脉起源于最左侧，经食管后方向右走行

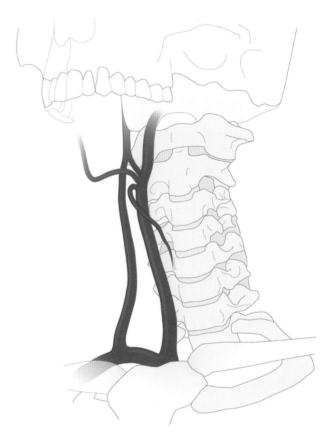

图3-7 颈部静脉血供（主要显示颈静脉）

表3-5　颈部静脉

静　脉	描　　　　　　　述
颈前静脉	在颏下区域由一系列表浅静脉汇合而成
	向前方下降至胸锁乳突肌并经过该肌深面，然后汇入颈外静脉或锁骨下静脉
颈外静脉	由下颌后静脉后支和耳后静脉在腮腺内汇合而成
	在颈阔肌深面、胸锁乳突肌浅面垂直下行
	进入颈后三角，紧靠前斜角肌外侧汇入锁骨下静脉
颈内静脉	与颅腔内的乙状窦相延续
	起始部为颅底的一处膨大，称为"颈静脉球"
	最初在颈内动脉、舌咽神经、迷走神经和脊副神经的后方下行
	在颈动脉鞘内走行于颈内动脉外侧，迷走神经位于两者后方
	在颈根部与锁骨下静脉汇合形成头臂静脉
	接收一系列属支
面静脉	沿鼻边缘下行，接收鼻外侧静脉
	继续行向后下方，跨过口和颊部的交角，接收唇上、下静脉
	向下颌骨走行时，通过面深静脉与翼丛沟通
	在下颌下三角内，面静脉与下颌后支的前支汇合形成面总静脉
	面总静脉汇入颈内静脉
舌静脉	在舌骨舌肌深面与舌动脉伴行，最终注入颈内静脉
	舌下神经的伴行静脉起于舌尖部，或汇入舌静脉，或与舌下神经伴行后汇入面总静脉，最终汇入颈内静脉
甲状腺静脉	甲状腺上静脉：来自甲状舌面静脉干
	甲状腺中静脉：直接来自颈内静脉
	甲状腺下静脉：来自头臂静脉
椎静脉	以静脉丛的形式起自枕下三角，经所有颈椎的横突孔下行，汇入锁骨下静脉，更常见的情况是汇入头臂静脉

3.4 神经

3.4.1 迷走神经

即第 X 对脑神经。起自延髓，与舌咽神经和脊副神经共同经颈静脉孔出颅，走行在颈内动脉和颈内静脉之间。

迷走神经经过颅底和颈部时发出一系列分支：耳神经、咽神经、喉上神经和喉返神经。

3.4.2 喉上神经

在颈内动脉后方、咽的侧方下行，分为：

- 喉上神经内侧支

向下走行，并与喉上血管伴行穿过甲状舌骨膜至喉，发出分支支配会厌区、舌根部、下至假声带处的喉黏膜，以及发出特殊内脏感觉纤维支配该区域的味蕾（图 3-8 和图 3-9）。

- 喉上神经外侧支

沿咽下缩肌下行，支配环甲肌和咽下缩肌的下部（图 3-10 和图 3-11）。

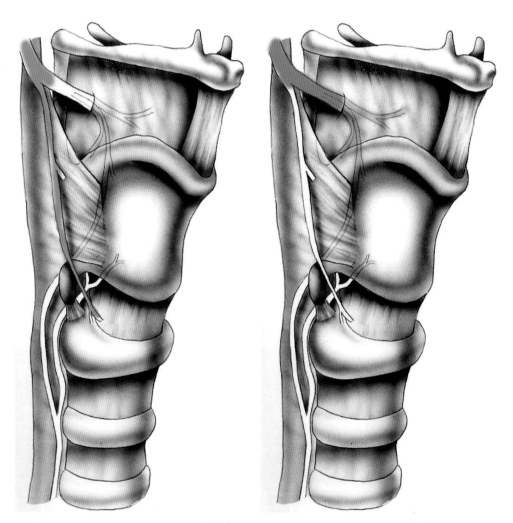

图 3-8 和图 3-9 喉上神经内支及其与喉动脉的关系（感谢意大利维罗纳耳鼻喉科达妮埃莱·马尔基奥尼教授提供图片）

图3-10 喉上神经外侧支（感谢意大利维罗纳耳鼻喉科达妮埃莱·马尔基奥尼教授提供图片）

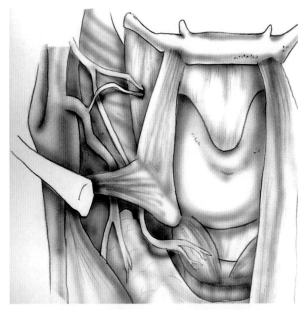

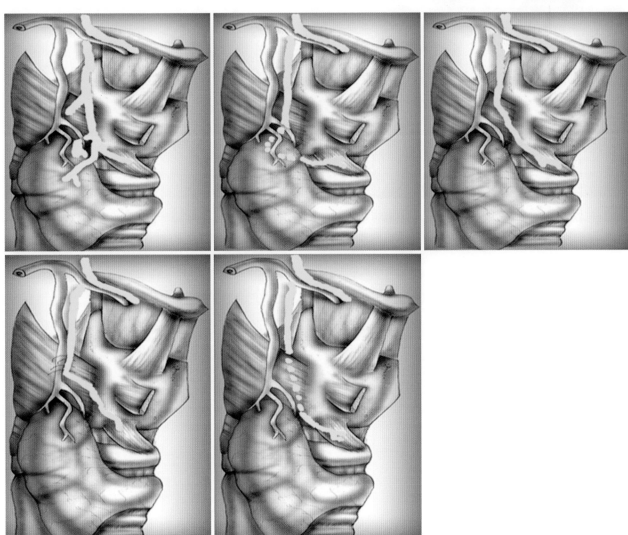

图3-11 喉上神经外侧支的解剖变异（感谢意大利维罗纳耳鼻喉科达妮埃莱·马尔基奥尼教授提供图片）

3.4.3 喉下神经或喉返神经

左侧喉返神经在主动脉弓水平发自迷走神经，绕过主动脉弓向颈部垂直走行。

右侧喉返神经在迷走神经跨过锁骨下动脉处发出，然后绕过该动脉并在食管边缘附近斜向上。从气管外侧上升，经过咽下缩肌深面，到达咽部，支配假声带以下的喉黏膜和除环甲肌外的所有喉内肌（图3-12、图3-13和图3-14）。

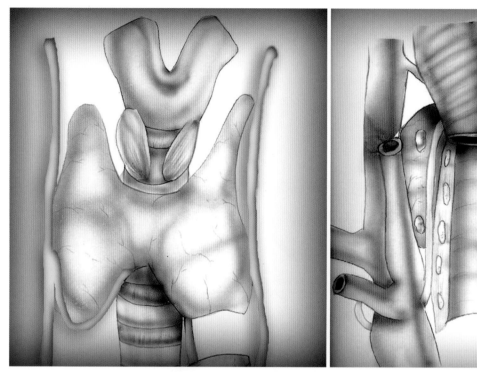
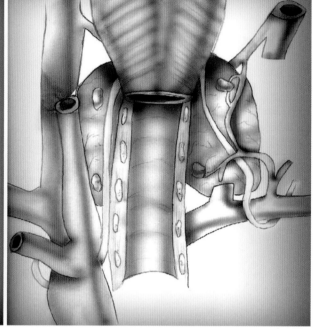

图3-12　喉返神经的走行（感谢意大利维罗纳耳鼻咽科达妮埃莱·马尔基奥尼教授提供图片）

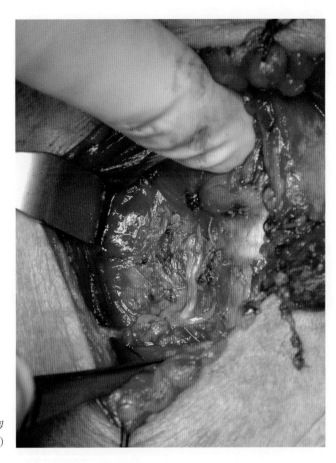

图3-13 颈部右侧喉返神经的术中图片（感谢意大利维罗纳耳鼻喉科达妮埃莱·马尔基奥尼教授提供图片）

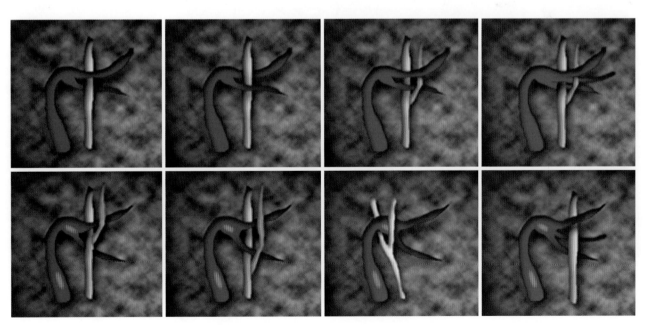

图3-14 喉下神经：与甲状腺下动脉的关系

3.4.4 非返喉下神经

这种解剖学变异与胚胎发育的异常有关。右侧第四主动脉弓和近端背主动脉少数情况下会消失，此时锁骨下动脉可起源于主动脉弓左侧，称为"lusory"动脉。

这种解剖学变异在人群中有0.4%～2.4%的概率出现在右侧，而位于左侧者极为罕见。

许多文章描述了喉不返神经的走行模式：

阿布德（Abboud）和阿瓦德（Aouad）[1]报道了3种喉不返神经的走行模式（图3-15）。如下：

Ia型——神经在甲状腺上极水平呈直线。

Ib型——最常见，神经在甲状腺峡部水平横行。

Ⅱ型——神经向下弯曲，最终到达甲状腺的下极。

扬（Yang）等人[2]的案例报道中更详细地描述了喉不返神经的走行，区分了4种类型（图3-16）：

- 下降型，神经起自迷走神经干后下行。
- 垂直型，神经垂直走行至环甲关节。
- 上升型，神经向上走行至环甲关节。
- V字型，喉不返神经向下后再向上至环甲关节。

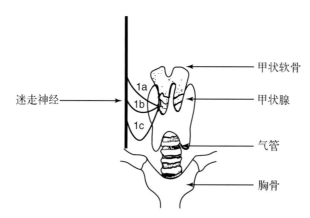

迷走神经

甲状软骨
甲状腺
气管
胸骨

1a
1b
1c

图3-15 喉不返神经的走行类型（来自 Abboud and Aouad[1]）

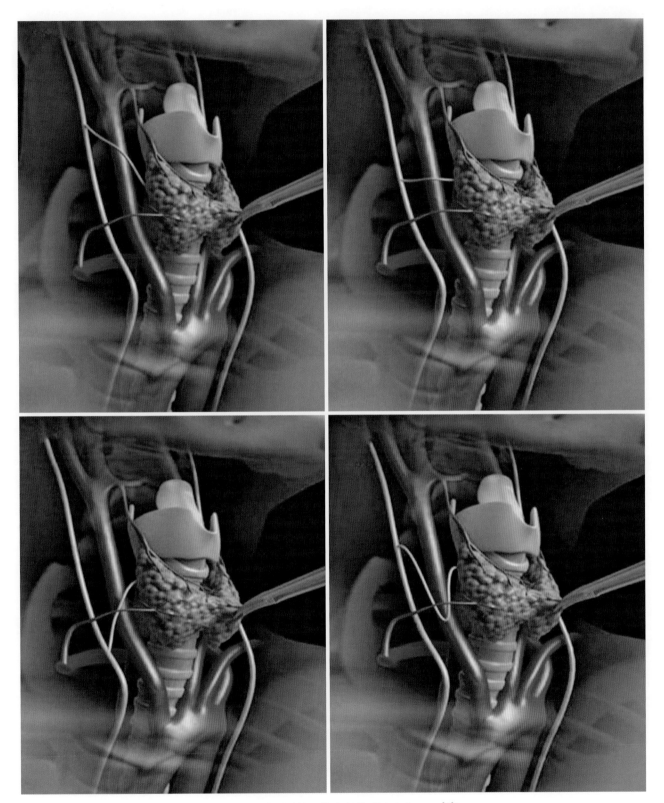

图3-16 喉不返神经的走行类型（来自Yang[2]）

3.4.5 脊副神经（图3-17）

起源于迷走副神经（副交感纤维/支配内脏效应器）与脊副神经（躯体运动）的联合处；从颈静脉孔出颅，分为2支：

- 内支或内侧支，支配喉。
- 脊髓支（外支或外侧支）：向前至颈内静脉处，进入并支配胸锁乳突肌，在靠近后缘处离开该肌。神经的末梢部分从下到上、从前到后地进入并支配斜方肌。脊副神经的主干通常位于颈内静脉的上方。

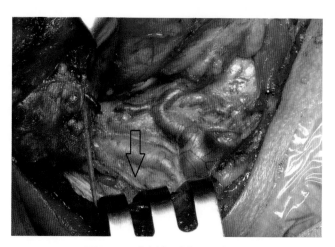

图3-17　右侧脊副神经（箭头）

3.4.6 舌下神经（图3-18）

舌下神经（hypoglossal nerve, HN），即第XII颅神经，是舌的运动神经。舌下神经可分为三个主要部分：脑池段、舌下神经管段和颅外段。在走向舌的过程中，舌下神经在二腹肌后腹下方自颈内动脉（internal carotid actery, ICA）和颈内静脉（internal jugular vein, IJV）之间穿出，变得更表浅。当它从舌下神经管出来时，由咽升动脉发出的脑膜后分支供血，咽升动脉是颈外动脉（external carotid artery, ECA）的第一个后组分支。神经出舌下神经管外口后，向内侧下降至颈内静脉，向后内侧下降至颈内动脉。舌下神经下降部始于舌下神经管外口，在此

水平神经行向内侧至颈内静脉、向后内侧至颈内动脉。然后走向外侧，下行越过迷走神经后方，并在二腹肌腱下跨过颈外动脉和舌动脉。神经走行经过二腹肌腱、茎突舌骨肌和下颌舌骨肌下方，下颌舌骨肌和舌骨舌肌之间，在舌骨舌肌前缘与舌神经形成吻合；然后，它继续在颏舌肌纤维内前行，直至舌尖，并支配舌的肌肉。舌下神经降支在其绕过枕动脉时离开舌下神经，长而纤细，在颈动脉鞘内或鞘的前方下行，沿途发出一个分支至肩胛舌骨肌的上腹，然后与来自C2、C3神经的吻合支汇合成袢，即所谓的舌下神经袢，略低于颈中部水平。此袢的凸侧发出一些分支支配胸骨舌骨肌、胸骨甲状肌和肩胛舌骨肌的下腹。

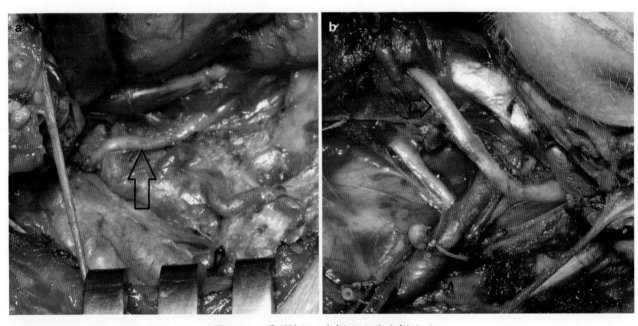

图3-18　舌下神经，右侧（a）和左侧（b）

3.4.7 舌咽神经

舌咽神经从颈静脉孔出颅，与迷走神经十分接近，在颈内动脉和颈内静脉之间走行，然后经茎突咽肌和茎突舌肌之间进入舌根。

3.4.8 颈丛

颈丛是由前四个颈神经的前支形成的，位于中斜角肌和肩胛提肌的前面。所有的分支都分为上升支和下降支，并相互连接成袢。

- 浅丛支配皮肤，深丛支配肌肉：
    - ——上方升支：枕小神经，来自C2
      耳大神经，来自C2～3
      颈横神经皮支，来自C2～3
    - ——上方降支：锁骨上神经，来自C3～4
- 内侧深丛：
    - ——吻合支，与舌下神经、迷走神经和交感干形成吻合
    - ——肌支（支配头外侧直肌、头前直肌、头长肌、颈长肌，发出颈袢下根、膈神经）
- 外侧深丛：
    - ——吻合支（组成副神经）

- ——肌支（支配胸锁乳突肌、斜方肌、肩胛提肌、中斜角肌）

3.4.9 膈神经

膈神经是膈肌的运动神经，它还包含来自膈肌、心包、胸膜和腹膜的重要传入纤维。起自前斜角肌外缘前方，纤维主要来自C4，C3和C5也有参与。在颈段，它垂直下行进入胸腔，被椎前筋膜、胸锁乳突肌、肩胛舌骨肌下腹、颈内静脉、颈横动脉和肩胛上动脉覆盖（在左侧，还有胸导管）。它位于锁骨下动脉的前方、锁骨下静脉的后方，在胸廓内动脉前方向内侧跨过该动脉进入胸腔。膈神经通常在锁骨下静脉后方进入胸腔，位于静脉前方的情况不常见，穿过静脉者非常罕见。

右侧膈神经较短，由前斜角肌与锁骨下动脉分隔；而左侧膈神经离开前斜角肌内缘，走行在胸导管后方，跨过锁骨下动脉。普拉卡什（Prakash）[4]描述了一种非常靠近锁骨下静脉的膈神经变异。在该解剖研究中，作者描述了膈神经在进入胸腔之前发出早期交通支与臂丛的C5根吻合，神经位于锁骨下静脉的前方，而不是后方或静脉与动脉之间。比格莱森（Bigeleisen）等人[5]报道副膈神经在尸检中的出现率为75%，它与膈神经伴行并在远端加入膈神经（图3-19）。

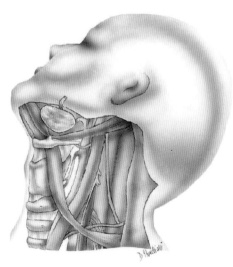

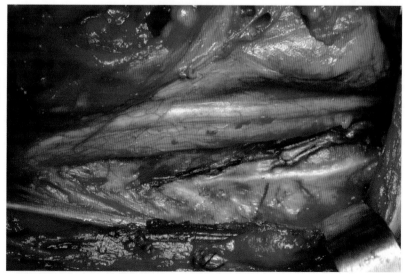

图3-19　膈神经（感谢意大利维罗纳耳鼻喉科达妮埃莱·马尔基奥尼教授提供图片）

3.4.10 颈交感神经干

在颈椎前路和前外侧入路中，有时会损伤交感干，导致霍纳综合征（上睑下垂、同侧瞳孔缩小、无汗症、眼球内陷）。颈交感神经链位于颈动脉鞘的后内侧，覆盖头/颈长肌。它从头长肌纵向延伸到颈长肌，并覆盖肌肉，位于椎前筋膜下。从上至下观察，颈外侧肌肉呈向外发散，而颈交感干在C6水平向内侧聚拢。上神经节通常位于C4水平，而颈交感干中间神经节的位置有一定变异。

3.5 颈筋膜

颈部筋膜在文献中有各种不同的描述。所用的术语也不同。

圭代拉（Guidera）[3]等人对描述筋膜所用的术语进行了清晰的回顾。

3.5.1 颈浅筋膜

颈浅筋膜包含颈阔肌和浅表淋巴结，结构疏松，便于颈部运动。到了下颌及头颅，颈浅筋膜延续为包裹面部表情肌和头皮枕额肌的筋膜；向颅部的延伸中，它被赋予了不同的名字。随着面部整容手术的兴起和浅表肌肉筋膜系统的明确，人们对这一层的兴趣又被重新提起。从头顶开始，帽状腱膜、枕额肌和眼轮匝肌与颞顶筋膜是连续的，在其下方，浅表肌肉筋膜系统覆盖颧弓（尽管不是所有学者都同意后者），这一层包含了面部表情肌，并与颈浅筋膜和颈阔肌相连。

3.5.2 颈部深筋膜

分为：

- 颈深筋膜浅层（SLDCF）
- 颈深筋膜中层（MLDCF）
- 颈深筋膜深层（DLDCF）

3.5.3 颈深筋膜浅层

颈深筋膜浅层通常被描述为"完全包绕颈部"，尽管有人认为它在胸锁乳突肌和斜方肌之间是不完整的。一个简化的"两个"原则描述颈深筋膜浅层包裹两个腺体（下颌下腺和腮腺）、两块肌肉（胸锁乳突肌和斜方肌）和两个"间隙"（胸骨上间隙和颈后三角的"鞘下间隙"）。

3.5.4 颈深筋膜中层

颈深筋膜中层被描述为肌肉部和内脏部，或仅为单一的内脏部。

3.5.4.1 肌肉筋膜

这个术语通常与"内脏筋膜"一起使用，来描述包裹带状肌群的那部分颈深筋膜中层。有些学者把它细分为胸骨舌骨肌/肩胛舌骨肌和胸骨甲状肌/甲状舌骨肌部分，而其余学者习惯将之概括为"带状筋膜"，甚至是颈深筋膜浅层的一部分。这一层分布在这些肌肉的骨性附着点之间。

3.5.4.2 内脏筋膜

这个术语被用来描述颈深筋膜中层的所有组成部分，或者仅仅是包绕喉部、咽部、气管、食管和甲状腺的部分。后者通常被认为向下与纤维心包延续。然而，对于它向上是否只延伸到舌骨水平，抑或在后方能够延伸至颅底，还存在争议。

3.5.4.3 颊咽筋膜

前缀"颊"指的是这一层筋膜向上方延伸覆盖颊肌。

3.5.5 颈深筋膜深层

颈深筋膜深层通常被描述为附着于横突和棘突，包绕椎体和椎旁肌。它向两侧分布覆盖斜角肌，构成颈后三角的底。"椎前筋膜"一词用于描述环周状的整个筋膜，或仅为横突之间覆盖椎前肌的那部分。在外侧，它与腋鞘和胸膜上膜（Sibson's 筋膜）相延续。向尾侧，它被认为延伸到尾骨或终于胸部。翼状筋膜通常被认为是深颈筋膜深层的一部分，它位于颈椎横突之间，椎前筋膜前方，两侧与颈动脉鞘融合。

参考文献

[1] Abboud B, Aouad R (2004) Non-recurrent inferior laryngeal nerve in thyroid surgery: report of three cases and review of the literature. J Laryngol Otol 118(2): 139−142.

[2] Hong KH, Park HT, Yang YS (2014) Characteristic travelling patterns of non-recurrent laryngeal nerves. J Laryngol Otol 128(6): 534−539.

[3] Guidera AK (2014) Head and neck fascia and compartments: no space for spaces. Head Neck 36(7): 1058−1068.

[4] Prakash, Prabhu LU et al (2007) A variation of the phrenic nerve: Case report and Review. Singapore Med. J. 48(12): 1156−1157.

[5] Bigeleisen PE (2003) Anatomical variations of the phrenic nerve and its clinical implication for supraclavicular block. Br J Awaesth 91(6): 916−917.

第 2 部分

手术计划

介入放射学：选择性血管造影栓塞术（SAE）在高血运颈椎肿瘤中的应用

4

路易吉·西莫内蒂，卡洛塔·芭芭拉，萨尔瓦托雷·伊塞里和埃琳娜·门戈齐

4.1 引言：解剖

4.1.1 颈部血管构成

在进行介入治疗的时候，我们不能忽视治疗部位血管的解剖学特征。深入并细致地理解其解剖是非常必要的（图4-1）。

脊髓和硬脊膜有统一的并且在功能上不可分割的血管系统。脊髓的髓内血管的分布特征是保持其胚胎期的节段性，有时在髓外动静脉血管中没有这种分布特征。

脊柱和脊髓的血管结构最先是由亚当凯维奇（Adamkiewicz），科尔宾（Corbin），克罗克（Crock）和拉佐尔泰（Lazorthes）描述的。脊柱其他部位有更明显的节段性分布特征，然而，颈段的血管结构和脊柱其他部位的血管结构有很大的不同。在颈部，左右锁骨下动脉发出甲状腺下动脉、颈升动脉、椎动脉和颈深动脉，这些升支供应颈部椎体和脊髓。

以下是3组颈部血管丛：

前部或脊髓椎前动脉丛：发自甲状腺下动脉和颈升动脉（椎体和椎弓）。

中部或脊髓旁动脉丛：发自椎动脉（脊髓前动脉和脊髓后动脉）。

脊髓后动脉丛：发自颈深动脉（脊髓前动脉和脊髓后动脉）。

这3组动脉丛通过椎管内的水平分支或者椎旁分支互相吻合，这些吻合支为椎体供血。在颈椎水平，这3组动脉丛中的大部分动脉为脊髓供血。

在高位颈椎，C3以上水平，没有前根动脉，发自椎动脉的2根吻合支形成前部动脉丛。

在中—低位颈椎，前部动脉丛由2～4支前根动脉形成，这些动脉随机发自椎动脉（或者颈深动脉）的左侧或者右侧。

主要的根动脉通常会有2支，一支在C5～C6或者C4～C5椎间孔水平发自椎动脉；另外一支发自颈深动脉并通过C7～T1椎间孔进入椎管。前根动脉伴随神经根进入椎管。

脊髓后部血管丛由4～6支纤细的后根动脉形成，这些动脉起自椎动脉走行在C3～C6。这些小动脉伴随神经根通过椎间孔进入椎管内。

4.1.2 颈椎水平脊髓前动脉解剖

脊髓前动脉走行在脊髓的中线内（图4-2）。

在上颈椎，脊髓前动脉发自椎动脉的2个分支，比基底动脉的起点稍靠后。2个分支在延髓前部向下走行并汇合形成脊髓前动脉。脊髓前动脉

沿着脊髓前正中线走行，通常止于第5对颈神经水平。在这一水平，6～10支前根动脉，每一支动脉发出升支和降支，形成脊髓前动脉干。

4.1.3 颈椎水平脊髓后动脉解剖

脊髓有后部2支脊髓后动脉，1支靠左，1支靠右。脊髓后动脉发自椎动脉，在延髓和脊髓后方，走行在后正中沟的旁边。在脊髓后动脉下降的过程

中，有10～23支不等的后根动脉与脊髓后动脉吻合。在颈背区，每一个脊髓节段，平均有1～2个后根动脉供血。

4.1.4 颈椎水平根动脉或脊髓外侧动脉

即使来源不同，大部分根动脉发自伴随神经根的动脉，从而进入椎管内。其分布具有节段性，在颈部，它们发自椎动脉和颈升动脉。

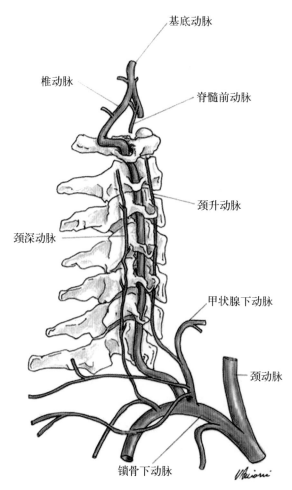

图4-1 颈部血管解剖

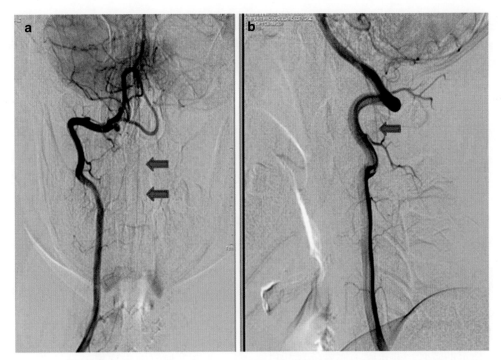

图4-2 脊髓前动脉。（a）前后位；（b）左侧和右侧椎动脉血管造影。脊髓前动脉发自椎动脉，沿着脊髓中央沟走行

4.2 脊髓诊断性造影：技术要点

在选择性血管造影栓塞术（selective angiographic embolization, SAE）之前的诊断性造影是十分必要的，其目的有以下几个：

（a）准确评价病变血管。

（b）发现终端止于脊髓的血管，这些血管不适用于行SAE（AKA，ASA，ASPL）。

（c）为了实现安全栓塞，在选择性微导管术之前，要确保选择性导管到位并稳定。

我们常规使用4F导管，但在进行术前栓塞椎动脉时，使用6F导管。所有对于脊柱和脊髓的诊断性血管造影使用4F导管（Glidecath Terumo®, Tokyo, Japan o Tempo Aqua Codman®, J&J, MA, USA）。

我们倾向于使用头端"弯曲"的导管，因为这可以保证更稳定的置管，并排除了血管位置和目标部位解剖学特征的影响。我们使用弯曲的"脊柱型"导管来探查颈部区域（椎动脉、甲状颈干和肋颈干）。

在处理颈部病灶时，使用正侧位平面行椎动脉造影。检查椎动脉对于分辨病灶可能的供血动脉，以及脊髓和区域动脉（颈升动脉和颈深动脉）的连接或吻合是必要的。甲状颈干和肋颈干的显影需要前后位造影。侧位造影对于显示下位颈椎的血管情况是必要的（C5～C7），这样可以分辨甲状颈干来源的病理性血管和甲状腺的正常血管。在术前栓塞椎动脉时，评估双侧的颈内动脉是必要的，这可以鉴别相应的椎动脉水平有没有颈内动脉和椎动脉之间的代偿血管。

综上，诊断性血管造影必须包括以下区域：

- 椎动脉
- 甲状颈干
- 肋颈干
- 颈内动脉（在行术前椎动脉栓塞时）
- 双侧颈外动脉（病变累及C1～C2时）

4.2.1 超选介入术技术要点

术前，我们应尽可能将介入治疗超选在病变区

的供血动脉。超选介入术使用4F导管和同轴导管技术（微导丝、微导管、输送导管）。根据以往的经验，我们常规使用以下微导管（Renegade®18 HI-FLOTM）和微导丝（Transcend EX .014；Stryker, USA）。尽管血管的走行是可动和曲折的，微导丝和微导管确保了通过血管时的准确性。微导丝尖端的重塑是十分必要的，这可以使其适应病灶部位供血动脉走行的变化。我们之前使用的微导管的尖端是直的，没有进行改造。输送导管提供了基本的路径图像。在注射栓塞剂之前，利用4F导管进行的诊断性血管造影是很必要的。在高压条件下，利用小容量注射器（3 ml）进行注射。初步的血管造影提供了重要的形态学和血流动力学信息，这实现了：

- 病变血管的可视化
- 确切排除了止于脊髓的血管

高压条件下通过微导管注射造影剂的另一个优点是发现可能的节段血管吻合，这反过来会帮助栓塞剂向起源于相邻节段的髓内血管渗透。

4.2.2 栓塞剂和技术要点

目前用于脊柱肿瘤SAE的栓塞剂有以下几个：

- 颗粒
- 丙烯酸胶（Glubran 2）
- 弹簧圈

4.2.2.1 微颗粒
颗粒或微颗粒是最广泛使用的栓塞材料。有两种不同的类型：

- 稳定型
- 可吸收型

稳定型颗粒是不可吸收的丙烯酸明胶微球，直径范围是50～1 000 μm。根据我们的经验，我们使用Embosphere® Biosphere Medical (Roissy, France)

和 Embozene® CeloNova BioSciences, (San Antonio, Texas, USA) 两种微球。

由于其可塑性，稳定颗粒可以用于直径小于其自身直径的血管。稳定颗粒在主要血管的近心端不会显著聚集。我们以往使用的颗粒直径范围是 250 ～ 700 μm。

选择稳定型颗粒的理由如下：

● 直径小于 250 μm 的颗粒（从 50 ～ 200 μm，即小于或者相当于止于脊髓的血管的直径）在注射时不太容易控制，可能会引起小血管的意外栓塞，而且不能在血管造影中显示出来。

● 直径大于 700 μm 的颗粒通常会过早地聚集，这会在近端水平引起栓塞，即目标血管的上游。在少数几个病例中，我们使用这种颗粒，这几个病例中节段动脉的近端被栓塞。

可吸收型颗粒是聚乙烯醇微球，具有不规则表面，大小为 45 ～ 1 180 μm。

吸收时间大约是 72 h。栓塞后，栓血管的再通是通过蛋白水解酶实现的，颗粒大小不同，再通时间不同。可吸收型颗粒通常用于内脏或骨骼肌创伤后栓塞，在这些情况下，止血后需要血管的再通。

在我们使用 SAE 的经验中，或者需要进行病灶血管近端栓塞时，我们利用稳定型和可吸收型颗粒治疗高度血管化的病灶。在这些病例中，我们经常使用直径 500 ～ 900 μm 的颗粒。

聚乙烯醇微球可吸收颗粒与稳定颗粒的病灶内穿透能力相似。毫无疑问，聚乙烯醇微球的成本效益是其优势，然而，也有一些局限性：

● 聚乙烯醇微球在导管内容易过早聚集，这使其很难通过微导管注射。经造影剂稀释后，可进行注射，注射后应尽快用生理盐水冲洗。

● 聚乙烯醇微球的穿透性很高，从而增加了高度血管化病灶无血管化的风险，即术中更易受损。

注射微颗粒的技术

在微导管进入正确的位置后，进行微颗粒注射。微颗粒首先用适量的碘酸造影剂进行稀释（见厂商说明书）。为了避免可能的反流，注射过程中应给予很小的压力。有研究表明要跟随血管收缩的频率进行注射。每次注射颗粒后，要进行一次生理盐水溶液的冲洗，这可以清理导管内剩余的颗粒。紧接着，注射造影剂用于对照。这种注射流程（颗粒，生理盐水，造影剂）被不断重复，直到病灶血管被完全栓塞。

超选择性微导管术并不总是可行的。发生这种情况的大多数原因是节段动脉开口处的显著狭窄或者是其近端高度弯曲。在两种情况下，微导丝或者微导管均不能进入目标区域。在这些情况下，如果有侧支循环供应周围的正常组织，可通过输送导管注射颗粒。在通过输送导管注射颗粒的过程中，可能会发生微颗粒反流进入主动脉。由于这个原因，通常仅在以下条件下通过输送导管进行栓塞：

● 输送导管的头端位置足够稳定。

● 确保没有止于脊髓的动脉以及发自节段动脉的血管。

在这些情况下，必须使用流量控制技术进行注射。

流量控制技术

把输送导管的头端向前推进，以便堵住供血动脉向病理性循环的开口。这暂时堵住了动脉中顺行性的血流，并使远端动脉分支中的血流通过与节段动脉之间的吻合发生反流。结果是栓塞颗粒被推向病灶处。这时，通过在输送导管内持续注入生理盐水，并将稳定颗粒注入。导管的头端足够占据节段动脉的开口。由于传入动脉远端同时缺乏顺流和逆流的血液，颗粒会在主要的血管里流动，即病理性循环。

从血流动力学上说，病灶的供血动脉的主要血流是被这个病灶吸引来的，这个病灶"窃取了"供血动脉的主要血流。结果是，通过输送导管注射的微颗粒是很安全的，条件是在低压下进行注射，并且稀释比例要适当。由于相同的机制，对于一些不适用于选择性微导管术的病例，通过输送导管注射是安全的。

为了观察到可能的反流，高质量的图像（可通过mA增强得到）以及最大限度的放大是必需的。

4.2.2.2 丙烯酸明胶（Glubran 2®）

Glubran 2®（GEM, Viareggio, Italy）是一种丙烯酸明胶，它在2002年作为Histoacryl®的替代品开始在欧洲使用。最初，它被用于介入治疗硬脑膜动静脉瘘以及动静脉畸形。以往的研究表明Glubran 2®渗透进病理性血管，可引起血管阻塞，以及血管壁严重的炎症反应，还有之后的血管坏死和内皮损伤，这种损伤比Histoacryl®引起的损伤小。Glubran 2®在血管内均匀的黏附特性让超选择性导管术的血管造影下的病灶血管结构很好地展现出来。实验研究表明Glubran 2®的多聚化相比Histoacryl®需要较低的温度（大约是45°的放热反应），而且其多聚化反应时间更长，这是由于Glubran 2®的结构增加了甲基丙烯酰氧基—环丁砜单体。我们的经验表明，Glubran 2®适用于一些带有"梳状"分布特征的病例，例如椎体血管瘤，或者原发性或继发性肿瘤，这些病例有相似的血管特征。应当注意不要让明胶堵住导管的头端而使得注射失败。因此，使用这种栓塞剂在每次注射后要更换微导管。这就是为什么它主要在一些需要较少次数注射的病例中使用的原因。

Glubran 2®注射技术

在每次注射Glubran 2®之前，我们必须用葡萄糖溶液彻底清洗微导管，以除去残留的血液和生理盐水。这对于避免明胶在导管内发生迅速多聚化是很重要的。接下来，Lipiodol（Guerbet, Roissy, France）加入明胶中，这是一种油状、黏稠的混合物，由碘和脂肪酸乙酯组成，这种液体具有不透射线的特点。Glubran 2®和Lipiodol的使用有不同的比例（1∶1，1∶2，1∶3），根据需要的流动性进行比例的选择，又要根据目标区域的特征进行选择。实际上，渗透进病灶区域的能力依赖于Glubran 2®的流动性和稀释比例。我们的经验是，Glubran 2®和Lipiodol的比例是1∶2，

有时候是1∶3。这两个比例有助于其血管内渗透并到达更远处的血管。要不间断地注射明胶，同时，通过减影透视显示其渗透和沉淀情况。当明胶反流进入供血动脉时，暂停注射明胶，迅速撤出导管。用导引导管堵住供血动脉的血流会防止明胶过快的多聚化并且可以显示明胶注射进入大多数远端血管。在大多数超选择性微导管栓塞的病例中，明胶会在病灶中跟随血流方向分布。即使在具有"梳状"形态侧支循环的条件下，明胶也可以充分渗透进入病灶血管并使得病灶血管在超选择性血管造影下的结构被很好地展现出来，同时可以避免较远处血管的栓塞，这种远端的栓塞在使用小颗粒时是十分常见的。与颗粒不同的是，必须要从一个更稳定、更远端的位置，通过导管进行Glubran 2®的注射，这在非常弯曲的血管中是很难实现的。Glubran 2®注射可以引起患者巨大的疼痛。基于此，在注射栓塞剂的几分钟之前，要对患者实施诱导神经镇痛。

4.2.2.3 弹簧圈

弹簧圈是金属的血管内栓塞材料，具有不同的尺寸。尺寸的选择是根据要栓塞血管的直径和大小确定的。

在我们使用SAE的经验中，弹簧圈用于颈椎肿瘤整块切除术中的椎动脉的栓塞。目的是从V2到V3完全阻断椎动脉（从颈椎横突孔段到颈枕弯曲）。在某些情况下（非优势椎动脉，即缺乏肉眼可见的脊髓前动脉供血支），使用有较大充填系数的弹簧圈，例如可拆卸Penumbra弹簧圈400™（Penumbra Inc., USA）。在其他情况下，使用Target®可拆卸弹簧圈（Stryker Inc., USA）。

术前栓塞椎动脉：技术要点

作为最精细的椎管病变SAE操作之一，通过可拆卸弹簧圈术前栓塞椎动脉需要娴熟的技术。

这个操作的风险主要与椎—基底动脉以及其功能变异有关。

我们推荐使用全脑血管造影，包括双侧椎动脉和颈内动脉的造影，来观察椎动脉可能的不对称性以及后交通动脉的情况。

如果发现椎动脉具有显著的不对称性，并且这

种不对称性也出现在要被栓塞的血管时，禁忌行椎动脉栓塞。在这种情况下，栓塞优势椎动脉会有很大的风险。

当两侧的椎动脉对称时，椎动脉栓塞只有在一种条件下进行，即患者可以在血流动力学和功能上耐受一侧椎动脉栓塞。

这就需要进行耐受实验。每当椎动脉栓塞耐受实验不可行的时候，这在颅内颈动脉区域介入治疗时经常发生，推荐通过6F输送导管进行动脉介入操作。

对于大多数病例，6F导管的外径（大约是2.5 mm）会显著减少椎动脉（平均直径是4 mm）的血流，如果患者的侧支循环不足以代偿，将会出现严重的眩晕，这是由于椎—基底动脉供血不足造成的。在这种情况下，由于风险很高，必须停止栓塞。此外，这进一步强调了在栓塞术中，患者要保持清醒与合作。

在使用6F输送导管进行椎动脉介入操作后，如果没有椎—基底动脉供血不足，行静脉注射5 000 IU低分子量肝素。在血流缓慢的动脉中，或者在放置第一个弹簧圈之后，抗凝剂有助于防止血栓的形成。

根据我们的经验，我们习惯使用带有微导管PX 400™的输送导管Neuron 6 F 052用以释放Penumbra弹簧圈400™（Penumbra Inc., USA）。我们选用Neuron导管是因为其具有柔软的头端，然而，我们也使用其他导管，例如Envoy 6 F Multipurpose D（Codman J&J, MA, USA）。

弹簧圈是从V3开始向头侧放置。V3端可能的肌支可以有效地"勾住"第一个弹簧圈的远端而且避免弹簧圈偶发并危险地向颅内漂移。接着，多个弹簧圈被释放，从而盘绕形成一个线团样结构，向后几乎延伸到V2水平。在最后，行对侧椎动脉和双侧颈内动脉造影（图4-3）。

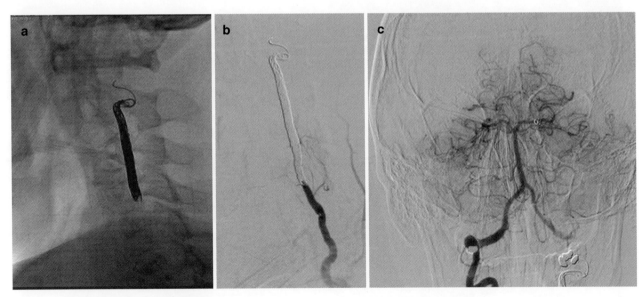

图4-3　术前栓塞椎动脉。弹簧圈是从V3开始向头侧放置。多个弹簧圈被释放从而盘绕形成一个线团样结构，向后几乎延伸到V2水平（a，b）。在最后，右侧椎动脉造影（c）检查左侧小脑下后动脉上行灌注

4.3 病例展示

病例1

C3颈椎动脉瘤样骨囊肿（图4-4）。

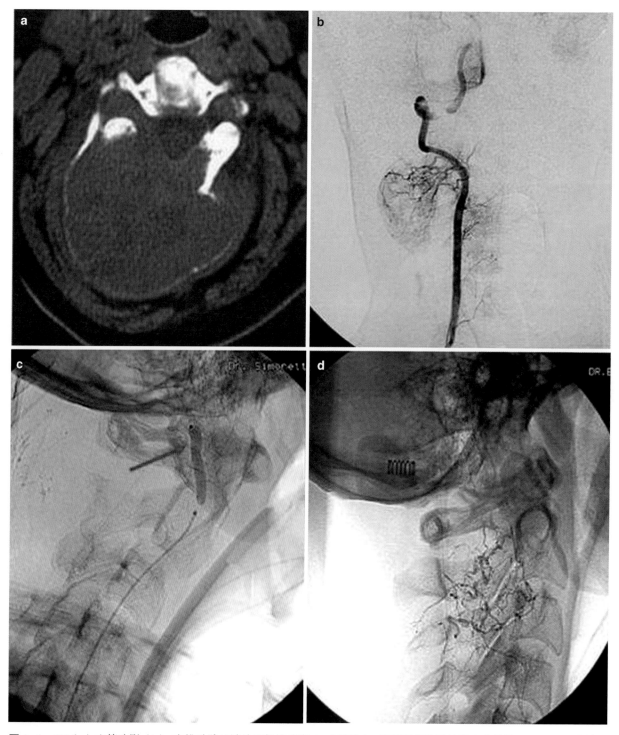

图4-4　CT（a）血管造影（b）。在椎动脉远端放置保护球囊（c中箭头），我们行高选择性微介入操作。Glubran 2注射跟随病灶内主要的血流方向，其向病灶血管渗透较好。注意Glubran 2的最终分布和病理性血管的高度一致（d）

病例2

C7水平侵袭性椎体血管瘤（图4-5）。

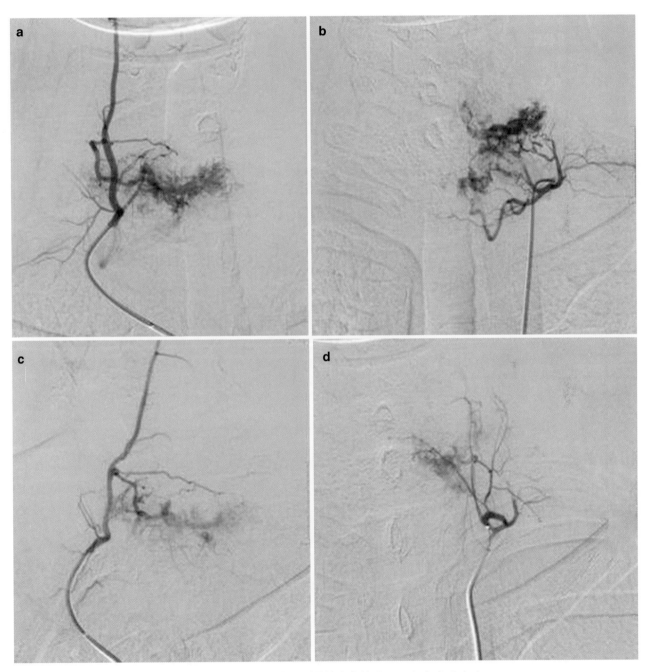

图4-5　高选择性稳定性颗粒栓塞术前（a～c）和术后（d）

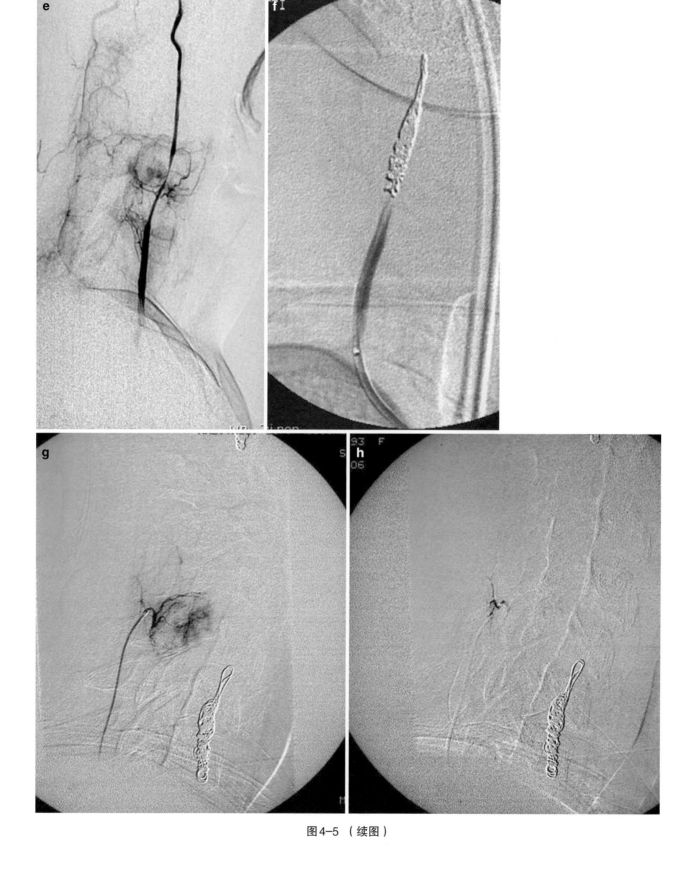

图4-5 （续图）

病例3

12岁女孩，C5颈椎动脉瘤样骨囊肿，右侧颈肩痛，药物治疗无效（图4-6）。

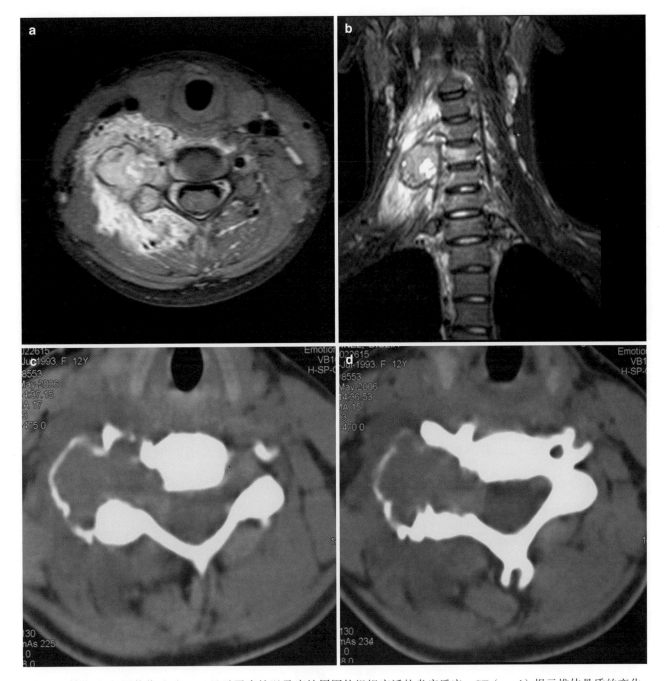

图4-6　轴位（a）冠状位（b）MRI显示了病灶以及病灶周围软组织广泛的炎症反应。CT（c，d）提示椎体骨质的变化。右侧椎动脉造影（e）提示动脉瘤样骨囊肿引起的血管狭窄以及病理性血管。我们行椎动脉栓塞，弹簧圈从狭窄段开始向上放置（f）。病理性血管消失。之后我们对发自颈深动脉的病理性血管行稳定性颗粒超选择性栓塞术（g，h）。栓塞术后3个月CT检查（i，j）。栓塞术后6个月CT检查（k，l）。溶骨性病灶发生进行性钙化。疼痛于术后2天消失

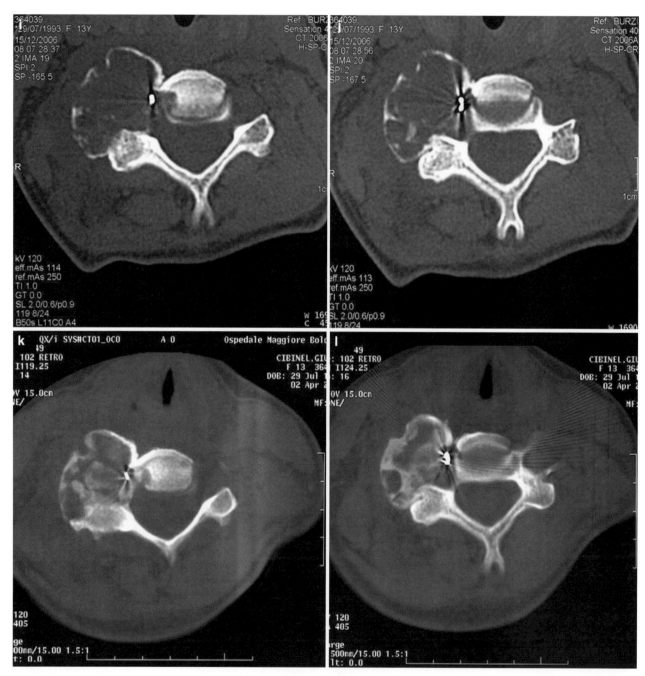

图4-6 （续图）

参考资料

1. Daniel H. Kim, Alexander R. et al (2005) Surgical anatomy and techniques to the spine. Thieme.

2. Tomita K, Kawahara N, Murakami H, et al (2006) Total en bloc spondylectomy for spinal tumors: improvement of the technique and its associated basic background. J Orthop Sci 11(1): 3−12.

3. Broaddus WC, Grady MS, Delashaw JB, et al (1990) Preoperative superselective arteriolar embolization: a new approach to enhance resectability of spinal tumors. J Neurosurgery 27(5): 755−759.

4. Guzman R, Dubach-Schwizer S, Heini P, et al (2005) Preoperative transarterial embolization of vertebral metastases. Eur Spine J 14(3): 263−268.

5. Leonardi L, Simonetti R, Agati M, et al (2001) Recent CT advances in spine imaging. NRJ Volume 14 (No. 2): 207.

6. Stafa A, Barbara C, Boriani** S, et al (2010) A little talk on Adamkiewicz's artery. Some practical consider- ations on the Pre-operative identification of this artery starting from a single team experience in Pre-surgical selective embolization of Vascularized Spinal lesions. Neuroradiol J 23: 225−233.

7. Simonetti L, Gasbarrini* A, Boriani* S, et al (2003) Presurgical selective arterial embolization of hypervascularized spinal tumours: embolization techniques and results in 290 patients(1998−2008). Interv Neuroradiol 9(4): 339−349.

8. Leonardi M, Barbara C, Simonetti L, (2002) Glubran 2: a new acrylic glue for neuroradiological endovascular use experimental study on animal. Interv Neuroradiol 8: 245−250.

9. Leonardi M, Cenni P, Simonetti L, et al (2003) Glubran 2®: a new acrylic glue for Neuroradiological Endovascular use. A complementary histological study. Interv Neuroradiol 9: 249.

10. Raffi L, Simonetti L, Cenni P, et al (2003) Presurgical embolization of spinal tumours using glubran 2 acrylic glue. Interv Neuroradiol 9(4): 339−349.

11. Vetter SC, Strecker EP, Ackermann LW, et al (1997) Preoperative embolization of cervical spine tumors. Cardiovasc Intervent Radiol 20(5): 343−347.

12. Marushima A, Matsumaru Y, Suzuki K, et al (2009) Selective arterial embolization with n-butyl cyanoacrylate in the treatment of aneurysmal bone cyst of the cervical vertebra: a case report. Spine (Phila Pa 1976) 34(6): 115.

麻醉管理与患者体位

M.R.巴金，M.迪·菲奥雷，Y.E.阿克曼，M.吉罗拉米，R.盖尔曼迪，A.加斯巴里尼和S.博里亚尼

5

手术前，术者应当评价患者在颈部过伸位时是否会出现症状。颈部过伸可以更好地暴露手术视野。然而，动脉狭窄程度会限制患者耐受后仰的程度。在这种情况下，应该保持颈部的中立位直到完成减压术。

头部应该保持轻度过伸位，但是不能有过度的牵引，因为这会增加软组织的张力。牵引和头部过伸会牵拉组织层面，导致分离和解剖更困难、更危险，因为在这种情况下，很难分清组织结构。所有的骨性凸起都要适当地覆盖软垫。四肢要置于合适的位置以避免出现周围神经病变。双腿固定在手术台上，在双脚下垫一个软垫。在肩胛骨之间垫一个圆垫，有助于颈部的伸展。肩膀用胶带向下固定来降低位置，这可以更好地在术中透视上显示下颈椎结构。此外，可以牵拉手腕来伸展手臂，但需要注意的是，手臂的过度牵拉会引起臂丛神经根的损伤，这会引起术后臂丛的麻痹。腕带压力过大可能会引起正中神经的损伤。髂骨嵴应该为最后的自体骨移植做好准备。头部放置在圆形硅胶枕上。术者还应该用合适的材料保护患者的眼睛，从而避免受到压伤（图5-1）。尤其是在俯卧位，会出现一些眼内压升高引起的严重眼部并发症。这些并发症有角膜擦伤（最常见）、后部缺血性视神经病变导致

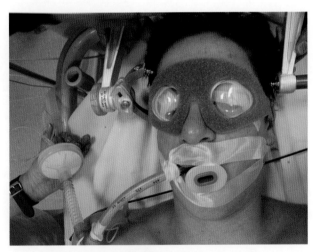

图5-1 保护患者的眼睛来避免直接的压力

的失明和视网膜中央动脉阻塞[1]。

鼻胃管和气管内插管必须仔细地固定在口腔，以避免可能的移位，并且必须远离手术区域（图5-2）。在某些情况下，可能需要行气管切开术（图5-3）。此外，在手术过程中麻醉医生要确保能够很容易地管理麻醉插管，以便必要时快速更换插管。在这种情况下，必须立刻中断手术。麻醉医师应尽可能经常地观察患者的体位，以确保体位和插管没有发生任何变化[2, 3]。

为了保持一个更安全、更牢固的体位，可以使用Mayfield头架（图5-4）。然而，对于某些患者，

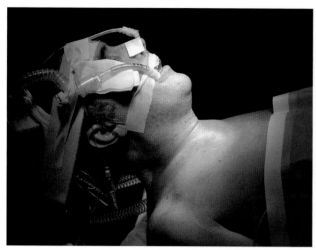

图5-2　鼻胃管和气管内插管的位置

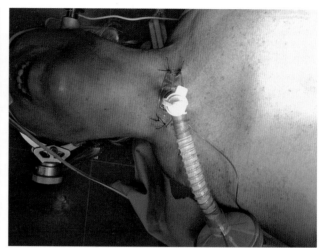

图5-3　患者术前行器官切开

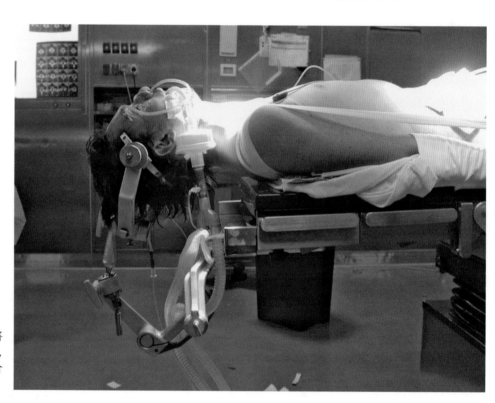

图5-4　用Mayfield头架将患者置于仰卧位，并且在颈部放置合适的支撑

如肿瘤、骨质疏松症、血液病等患者，这些疾病会使得颅骨变脆，术者应谨慎使用Mayfield头架。

首先，用碘或酒精溶液消毒皮肤。在应用Mayfield头架之前，我们不剃除头发。但是，如果手术区域延伸到上颈椎节段，则至少应在术前24 h剃掉头发（图5-5）。头架的一个头钉固定在耳屏上方（图5-6），另外两个头钉固定在对侧同一水平。当在对侧放置头钉时，应当注意放在置颞骨上的头钉可能会造成颞骨穿孔。Mayfield头架的头钉需要同时向内挤压收紧，并确保仅有三个头钉和颅骨接触，然后拧紧螺钉，直到压力表显示在60 ～ 80 lb[①]（图5-7）。

----

① 注：1 lb ≈ 0.45 kg。

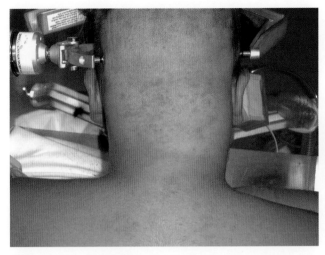

图5-5　对于上位颈椎的手术，至少在手术前24 h剃掉头发

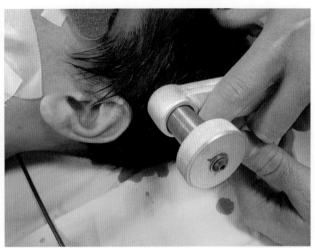

图5-6　第一个Mayfield头钉放置在耳屏上方

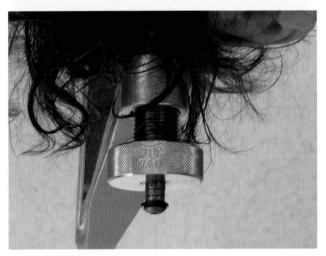

图5-7　使用适当的压力来避免穿孔

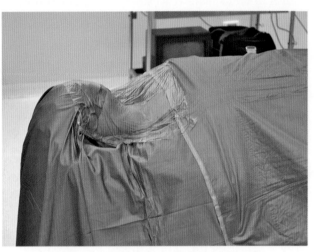

图5-8　应尽可能大面积地覆盖手术区域

由于手术切口高于心脏水平，在开放的静脉中会产生负压，因此应注意静脉空气栓塞的风险。头架必须在仰卧位去除，以避免静脉空气栓塞。在整个手术期间，应监测患者是否有静脉空气栓塞，直到所有可能进入血液循环的空气开口都被关闭为止[4]。坚强的支撑对颈部至关重要［见图5-3，因为在颈椎椎体上可能会施加相当大的力，因此脊突应该得到很好的支持以抵抗压力（在植骨，拧紧螺丝等操作期间）］。

在皮肤上标记胸骨切迹以确定中线位置。消毒铺单显露的面积要尽可能大，以使术者在术中确定患者的整体位置和对线方向（图5-8）。

麻醉及其对术中神经监测的影响

神经监测方案取决于患者、外科医生和医院，应根据情况进行个体化选择监测方案。运动诱发电位（motor-evoked potentials, MEPs）和体感诱发电位（somatosoryevoked potentials, SSEPs）均可用于外科手术。因为必须避免使用吸入性麻醉药和肌肉松弛药，所以与麻醉小组的沟通是必要的。在预摆体位之后，获得基线值，然后伸展患者的头部和颈部，肩膀用胶带向下固定。然后重新测试MEP和SSEP，以确保与基线值没有偏差[5, 6]。对于神经监测，必须尽量减少或避免神经肌肉阻滞。因此，每次刺激都会产生肢体和躯干肌肉的运动。通过使用可以引发持续肌肉激活的最低刺激强度的阈值水平刺激方法，可以将运动量降到最低[7]，因为用于监测这项技术的变量是引发肌肉激活所需的阈值变化。然而，即使利用这种技术，当要进行刺激时，有必要提醒术者以尽量减少手术关键部位的运动风险。此外，MEP记录也限制了麻醉剂的选择（见下文）。

在神经监测过程中，大脑刺激会引起一些其他风险。刺激直接激活咬肌，咬肌强烈收缩可导致舌咬伤、牙齿折断甚至下颌骨骨折。正确使用口腔内的牙垫可以将这些风险降到最低或消除。对于癫痫、皮质病变、颅骨缺损、颅内压升高、手术植入颅内装置、心脏起搏器或其他植入泵的患者，禁忌使用MEP记录。使用tceMEP（经颅电刺激运动诱发电位）监测的实际经验表明其并发症的发生率非常低[8]。

手术室是一个电环境，电气干扰和人为因素可能会影响监测电位的结果。麻醉深度、体温和血压可能改变电位。监测人员必须能够发现并理解这些变量产生的原因，以便正确解释它们。错误的解释可能误导术者。不需要提醒术者SSEP或tceMEP记录中的每一个变化，特别是它们的变化没有生理意义时，然而，当观察到可能反映神经损伤的电位变化时，提醒术者是绝对必要的。由于电位可以有实时的变化，记录中的任何变化都必须是持续的和可再现的[9]。

术中神经生理监测对麻醉医师提出了更多的要求。除了常规的手术麻醉外，还需要应用适当的麻醉剂，从而有助于最大化地采集信号。SSEPs和MEPs是评估手术过程中神经风险和帮助决策的最常用方法，对麻醉管理有一定的影响。

tceMEP容易受到麻醉剂的干扰，并且尤为敏感。在手术过程中更难评估tceMEPs；为tceMEPs优化的麻醉条件通常可以用于SSEPs监测。麻醉医师需要优化麻醉方法，以获得合适的电位和对电位做出正确的解释，用来帮助指导手术。

大多数麻醉药可降低诱发反应幅度，延长潜伏期，使术中神经生理监测更加困难。值得注意的例外包括静脉麻醉剂依托米酯和氯胺酮，这些药物可以增加SSEP和MEP的幅度[9]。依托咪酯的注射会引起肾上腺皮质抑制，因此，仅限于在血流动力学不稳定患者中使用以诱导麻醉[7, 10]。

在手术中暴露脊柱后，在器械固定和畸形矫正之前，诱发电位幅度可能出现明显的降低，这与温度相关。低温会导致假阴性结果[11]。随着体温和食管温度的降低，MEPs会逐渐升高。在较低温度下也观察到刺激阈值的增加[9]。相反，高温降低了诱发电位的潜伏期，提高了诱发电位的传导速度。在42℃以上，脊髓SSEP幅度不会改变，然而皮质SSEPs和脊髓MEPs会明显降低。低温增加了潜伏期并减慢传导速度。在28℃以下，脊髓MEP振幅降低，皮层SSEPs和脊髓MEPs会消失。由于高温和低温引起MEPs和SSEPs潜伏期的显著变化，有研究表明，为了正确评估，测量诱发电位应在高于或低于基线温度2～2.5℃的范围内进行[12, 13]。

低氧血症可在其他临床参数改变前导致诱发电位恶化。二氧化碳水平的改变可能引起脊髓和皮质血流的改变。当二氧化碳张力非常低时，皮层SEP出现最明显的变化，表明过度的血管收缩可能产生缺血（$PaCO_2$ 20 mmHg）[9]。这种效果可能会产生一些MEP的变化。由于低碳酸血症可以引起轻微的SEP改变，可能还有MEP的改变，因此在开始过度通气前应获得基线记录[14]。

SSEP反应也可能随红细胞比容的变化而改变。轻度贫血可出现幅度增加，当血细胞比容是10%～15%时，出现潜伏期增加。当血细胞比容<10%时，可观察到进一步的潜伏期变化和幅度的降低。还没有对MEPs进行对比性的研究[9]。

参考文献

[1] Stambough JL (2007) Ophthalmologic complications associated with prone positioning in spine surgery. J Am Acad Orthop Surg 15(3): 156−165.

[2] Manfredini M (2000) Unilateral blindness as a complication of intraoperative positioning for cervical spinal surgery. J Spinal Disord 13(3): 271−272.

[3] Yanagidate F, Dohi S (2003) Corneal abrasion after the wake-up test in spinal surgery. J Anesth 17(3): 211−212.

[4] Grinberg F, Slaughter TF, McGrath BJ (1995) Probable venous air embolism associated with removal of the Mayfield skull clamp. Anesth Analg 80(5): 1049−1050.

[5] Smith PN (2007) Intraoperative somatosensory evoked potential monitoring during anterior cervical discectomy and fusion in nonmyelopathic patients － a review of 1039 cases. Spine J 7(1): 83−87.

[6] Khan MH (2006) Intraoperative somatosensory evoked potential monitoring during cervical spine corpectomy surgery: experience with 508 cases. Spine (Phila Pa 1976) 31(4): E105−E113.

[7] Cohan P (2005) Acute secondary adrenal insufficiency after traumatic brain injury: a prospective study. Crit Care Med 33(10): 2358−2366.

[8] MacDonald DB (2002) Safety of intraoperative transcranial electrical stimulation motor evoked potential monitoring. J Clin Neurophysiol 19(5): 416−429.

[9] Pajewski TN, Arlet V, Phillips LH (2007) Current approach on spinal cord monitoring: the point of view of the neurologist, the anesthesiologist and the spine surgeon. Eur Spine J 16(Suppl 2): S115−S129.

[10] Wagner RL (1984) Inhibition of adrenal steroidogenesis by the anesthetic etomidate. N Engl J Med 310(22): 1415−1421.

[11] Seyal M, Mull B (2002) Mechanisms of signal change during intra-operative somatosensory evoked potential monitoring of the spinal cord. J Clin Neurophysiol 19(5): 409−415.

[12] Oro J, Haghighi SS (1992) Effects of altering core body temperature on somatosensory and motor evoked potentials in rats. Spine (Phila Pa 1976) 17(5): 498−503.

[13] Sakamoto T (2003) The effect of hypothermia on myogenic motor-evoked potentials to electrical stimulation with a single pulse and a train of pulses under propofol/ketamine/fentanyl anesthesia in rabbits. AnesthAnalg 96(6): 1692−1697, table of contents .

[14] Gravenstein MA, Sasse F, Hogan K (1992) Effects of hypocapnia on canine spinal, subcortical, and cortical somatosensory-evoked potentials during isoflurane anesthesia. J Clin Monit 8(2): 126−130.

颈椎手术器械

M. 吉罗拉米，R. 盖尔曼迪，A. 加斯巴里尼，Y. E. 阿克曼和 S. 博里亚尼

6

6.1 颈椎前路器械

6.1.1 颈椎前路椎间盘切除融合术

颈椎前路椎间盘切除融合术（anterior cervical discectomy and fusion, ACDF）常用于颈椎退行性病变的外科治疗（图6-1）。大量的长期随访研究表明，这种方法对于脊髓型颈椎病患者缓解脊髓前压迫，或神经根型颈椎病患者神经根减压是有效的。这项技术可以直接减压神经结构，恢复椎间盘高度，并稳定受影响的运动节段。这一手术的成功依赖于实现稳定融合。

前柱（椎体和椎间盘）通过血管前暴露（更常见的是横向皮肤切口），并通过术中透视确定椎体节段。

切开前纵韧带（ALL）和纤维环前部，用常规的方法行椎间盘切除术。用高速磨钻或刮匙去除所有软骨终板，暴露骨性终板，直到出血为止。

这样做，识别钩突是非常重要的，它定义了一个"安全区"的外侧边界，突破这个安全区将使椎动脉处于危险之中。

为了增加工作空间，可以对椎间盘间隙进行撑开，从而有助于椎间盘后半部分的取出。

Caspar牵开器的两个撑开钉固定在略高于上下椎体中心的位置（图6-2）。撑开钉牵开器也允许在植入物插入后，将其轻轻地加压（图6-3）。

可以用1 mm或2 mm Kerrison咬骨钳切除钩突的内侧部分行椎间孔切开术。操作中，重要的是记住神经根的走行，并考虑到术者对于他们所站位置的对侧有更好的视野。

切除后纵韧带（posterior longitudinal ligament, PLL）和椎体后缘骨赘，使得脊髓前部完全解压。

最后，选择合适的试模放入椎间隙，在透视确认后，植入融合器。

对于成功的融合，必须最大限度地增加与移植骨（或融合器）的骨性接触，所以仔细准备终板是必不可少的。

由于植入物过高，椎间隙被过度撑开，可能导致小关节关节面碰撞和术后颈部疼痛。所有剩余的前部骨赘应该被切除，并且融合器应放置在椎体后缘前约4 mm处，以防止挤压椎管。

最后，应去除撑开器，并使用透视检查融合器的位置。

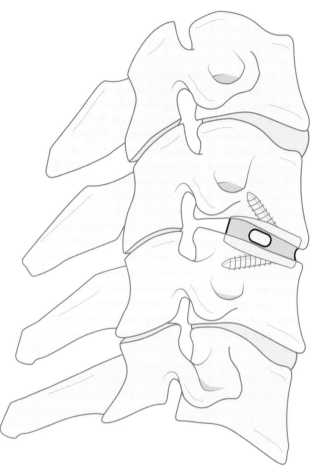

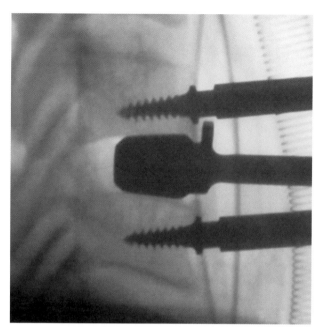

图6-3 术中X线显示Caspar牵开器

图6-1 前融合器ACDF

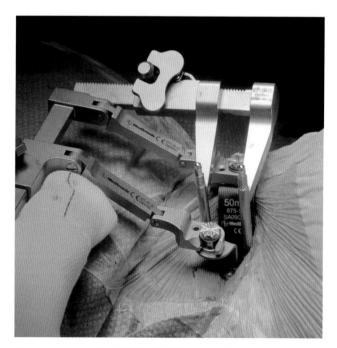

图6-2 Caspar牵开器用以节段撑开，有助于椎间盘切除以及终板的准备，有助于融合

6.1.2　颈椎椎体间：融合器与植骨

鲁滨逊（Robinson）和史密斯（Smith）于1955年首次提出通过插入自体髂嵴皮质骨行颈椎前路椎间盘切除植骨融合术。1958年，克洛尔德（Cloward）描述了一种用特殊的环钻结合前路融合术，通过植入相同形状的自体髂骨块进行扩大的前方柱状椎间盘切除减压术。

现如今，市场上有若干种植入物可以用于颈椎前路椎间盘切除植骨融合术。融合器有不同的形状和材料，可以带有或者不带有椎体前钢板进行植入（图6-4）。融合器的大小必须在术中使用合适的试模并用透视检查确定。同种异体移植的使用避免了自体移植的需要，因为自体移植对供体部位（髂骨嵴，腓骨）产生了很大的影响。因此，我们更偏向使用骨库同种异体移植，但自体移植也可以很容易地从髂骨嵴中获得。

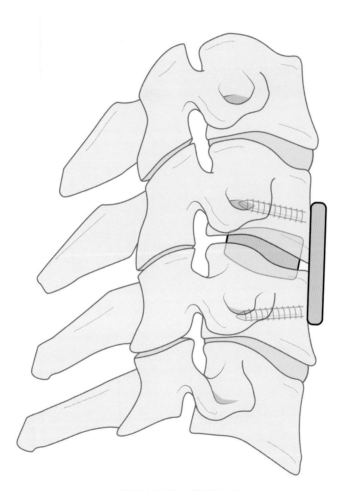

图6-4　椎体间植骨与前路钢板 ACDF

6.1.3 颈椎前路椎体切除植骨融合术（ACCF）

ACCF是一种有效的技术，可有效去除椎体后脊髓腹侧受压（即外伤、退行性疾病、感染、肿瘤；图6-5）。

此外，颈椎后凸畸形（特别是在动力位平片上无变化的）通常需要采用前入路，因为单纯向后减压不会使脊髓向后移动，而且症状很可能在术后继续。

另外，颈前入路可解决对脊髓前动脉的压迫，该动脉可提供脊髓前部75%～80%的血供。必须准确采集患者的病史并进行详细的体格检查，而且应通过高级别影像学手段进行核实（MRI是金标准）。

前柱（椎体和椎间盘）通过血管前入路暴露（更常见的是横向皮肤切口），并通过术中透视确定节段水平。术野应该足够大，能看清病变椎体的上、下椎间盘。

然后，根据之前的方法行上、下椎间盘切除术。

椎间盘切除之后，用高速磨钻制作两条纵行凹槽，外界与钩突平行，深度是椎体的2/3。

凹槽之间的骨质用咬骨钳取出并保存以供植骨。然后，用高速磨钻将椎体后壁磨薄，随后用Kerrison咬骨钳将后壁骨质和后纵韧带一起咬除。最后，移除剩余的骨赘，减压完成。

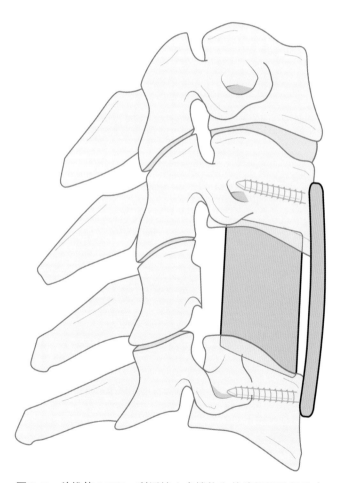

图6-5　单椎体ACCF，利用植入支撑物和前路钢板进行重建

6.1.4　前柱重建

椎体切除造成的骨缺损可以用不同的技术重建，合适的植入物大小和植入位置是重建的关键。植入物定位后，用颈椎前路钢板固定结构，防止其向腹侧移位。

前柱重建的植入物选择：

- 支架骨种植体（异体骨，自体骨）
- PMMA（与Steinman钢针配合使用）
- 钛网融合器（Harms融合器）
- 聚醚醚酮树脂（polyetheretherketone, PEEK）融合器
- 碳纤维融合器
- 可扩张融合器

选择植入物时的考虑因素：

- 需要重建的椎体个数
- 椎骨质量
- 进一步的治疗计划（如放疗）
- 需要最小化伪影（早期检测局部复发）
- 融合（继发性稳定性）

前路椎体融合植入物的选择：自体还是异体?

- 供体部位的并发症发生率
- 单节段与多节段

6.1.5　多节段ACCF辅助后路固定

多节段ACCF可导致医源性颈椎不稳，因此必须考虑后路辅助固定（图6-7）。一般情况下，当超过三个节段颈椎受累时，必须行后路辅助固定。

后路固定将颈椎固定在矢状位相对平衡的位置下，显著降低了并发症的风险，如假关节、植骨融合失败、进行性后凸畸形和钢板脱位。无论涉及几个节段，骨质量差或前路固定不稳均应从后路得到支持。

为了获得植骨融合以达到长期持久的稳定，建议处理植骨床和植骨。

ACCF 与双节段 ACDF（图 6-6）	
ACCF	双节段 ACDF
优点：完全减压	优点：结构更稳定
缺点：失血过多，不稳定	缺点：不完全减压

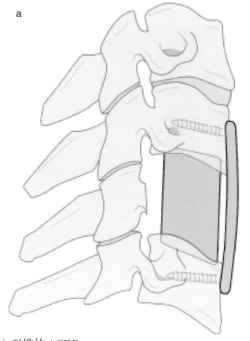
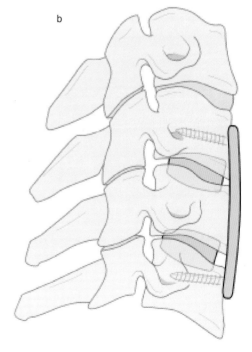

图6-6　（a）ACCF vs.（b）双椎体ACDF

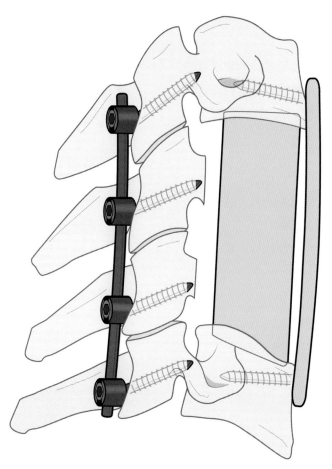

图6-7 多节段椎体切除需要后路辅助固定。但是，只有发生融合才会具有长期稳定性

6.1.6 颈椎前路钢板

颈椎前路钢板由于受力而具有双重生物力学特性，实际上在伸展时起张力带的作用，在屈曲时起支撑板的作用。

它的使用最初是为了避免植入物移位和（或）下沉。

第一代植入物是无锁负荷分担板，需要双皮质螺钉，以避免在螺钉—板界面过度位移，减少螺钉松动。由于在穿破椎体后缘皮质的时候具有神经损伤的风险，因此在技术上具有挑战性。

之后，开发了将螺钉牢牢固定在钛板上的锁定系统（静态板）。将螺钉固定在钢板上，可以更直接地将施加的力从脊柱转移到钢板上，并提高结构的刚度，而无须双皮质螺钉。

理论上，刚性锁定的螺钉—钛板系统使前柱处于潜在的应力遮挡之下。因此，动态半应变板的设计考虑了钛板和脊柱之间的负荷分担程度（螺钉旋转、平移或钢板缩短）。

此外，在特定的病例中，需要为接受辅助放疗的肿瘤患者使用特殊材料（即碳纤维板）。

6.1.7 非融合技术：颈椎间盘假体

颈椎间盘假体因其保留运动和降低邻近节段退变率而得以推广（图6-8）。

尽管有这些潜在优点，但目前仍需进一步研究，以确定颈椎间盘置换术是否比颈椎前路椎间盘切除融合术有更低的邻近节段退行性变的发生率。已经有人提出了不同的假体设计，但没有一种在长期随访的临床结果被证实这种椎间盘假体优于其他假体或ACDF。

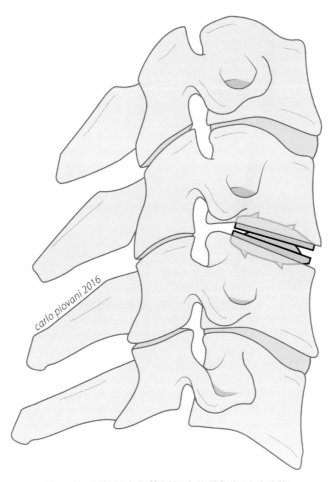

图6-8　颈椎间盘假体缓解症状并保留运动功能

6.2 颈椎后路器械

6.2.1 枕骨板

螺钉可以安全地放置在枕骨内，在枕外隆突下方（为了避免对颅内矢状窦造成损伤），但这需要仔细了解枕部解剖结构。枕骨皮质在中线嵴部较厚，可以很好地固定骨头。外侧皮质较薄，仅为3～7 mm，因此螺钉必须放置在双皮质，如果可能的话，为了达到最大限度地延长螺钉长度，要向中线聚拢。

钻孔后，检查深度，当内层皮质骨穿破后，进行攻丝，拧入双皮质骨螺钉。

中线枕骨板必须与下方的节段螺钉对齐，但如果没有对齐，则选用双侧钢板（如果系统允许）。

必须小心，以免损伤小脑。硬脑膜撕裂伴脑脊液（cerebrospinal fluid, CSF）漏并不少见，仅通过螺钉置入即可处理。

可以通过枕骨板和一般C1～C2固定技术的结合来实现枕颈固定（如C0～C2，图6-9）：经C1～C2关节置入椎弓根螺钉（Magerl-Seeman技术）或C1侧块螺钉和C2螺钉固定（椎弓根、峡部或椎板）。这两种情况，都是通过用双侧钛棒将其连接到枕骨板来完成的。

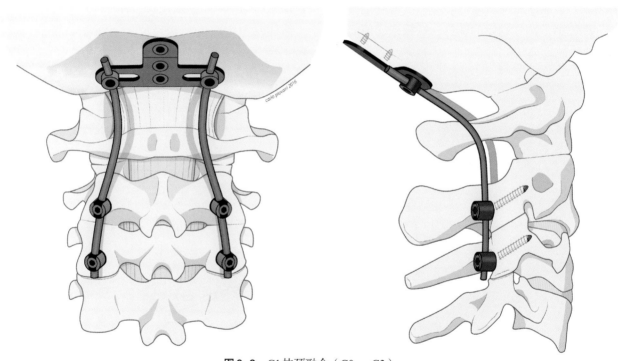

图6-9 C1枕颈融合（C0～C3）

6.2.2 节段性螺钉固定

颈椎节段性固定采用不同的技术：侧块（C1和C3～C6）或椎弓根螺钉（C2和C7）。

固定可以用枕骨板向头侧延伸到颅骨，然后用连接器或双直径棒向尾端延伸到上胸椎。除了螺钉节段固定，椎板钩和线缆也曾用于颈椎固定。

6.2.2.1 C1侧块螺钉（Goel，Harms和Melcher）

入钉点位于C1后弓的下方，侧块内缘外侧3～4 mm（图6-10）。C2神经根和背根神经节（枕大神经），向后经过C2峡部的后方，必须向远端移动。有些医生提倡毁损C2神经根，但是我们的经验告诉我们这是没有必要的。实际上，为了避免刺激C2神经根，C1侧块螺钉没有完全拧入侧块。

解剖过程中静脉丛会有明显出血，但可通过吸收性明胶海绵、Surgicel和棉酚类药物控制。

置钉方向稍向内侧（10°）和头侧（10°～20°）。螺钉尖端应止于C1前结节后方3 mm处（如侧位透视所示）。后弓可以用来引导正确的置钉方向。

虽然置钉必须是在双皮质进行的，但如果使用太长的螺钉，颈内动脉和舌下神经有损伤的风险（在C1侧块之前）。

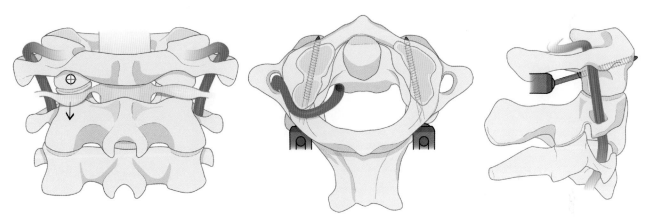

图6-10　C1侧块螺钉位置

6.2.2.2　C2椎弓根螺钉（Judet）

入钉点为峡部内侧皮质和C2上下关节面中间（图6-11）。

置钉方向是头侧20°～30°和内侧15°～25°，探查C2峡部内侧壁检查置钉方向。

在它到C2椎体的轨迹上，椎动脉的行程与其相交，因此椎动脉有受伤的风险。需要制定仔细的术前计划，因为至少有8%～10%的患者没有可以安全放置椎弓根螺钉的解剖结构。

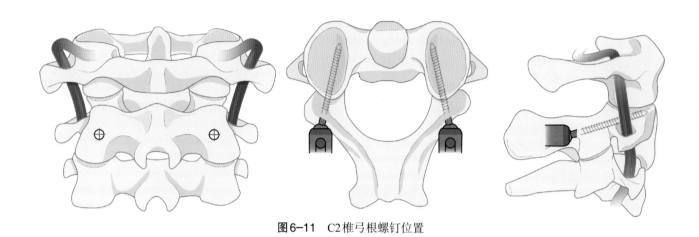

图6-11　C2椎弓根螺钉位置

6.2.2.3 C2经椎板螺钉内固定（Wright）

这项技术于2004年被提出（图6-12），其优势在于可以降低椎动脉损伤的风险。一般来说，此方法应用于因解剖结构不能行C2椎弓根固定的患者。

尽管该方法仍有损伤内部结构的风险（硬脊膜或脊髓），但如果操作精确，上述风险均可规避。将两枚螺钉置入C2棘突基底部并且互相交叉至对侧椎板内。

椎板螺钉可以与C1侧块螺钉连接，并以此为Harms法的C1～C2固定提供一个符合生物力学结构的支撑力。

此技术不能用来与枕骨固定。如果延伸至C2椎体以下，固定钛棒也会产生问题，因为椎板螺钉无法与其下的侧块螺钉连接固定。

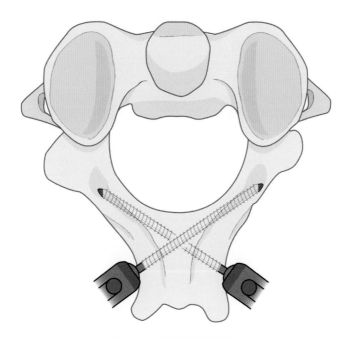

图6-12 经椎板螺钉固定

6.2.2.4 下位椎体侧块螺钉固定（Magerl）

在识别出侧块的四个边界之后置入侧块螺钉。进钉点位于侧块几何中心内下方1 mm处（图6-13）。用磨钻在皮质骨开孔。进钉方向偏头侧及外侧，直达远处的皮质骨（最理想的钉道是与关节面平行，图6-14）。

应准确测量螺钉长度以便于双皮质骨固定（单皮质14 mm螺钉也可以提供满意的固定效果，因此若有需求也可使用）。

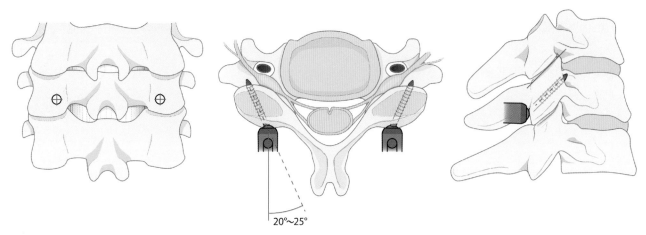

20°~25°

图6-13　C3～C6侧块螺钉固定

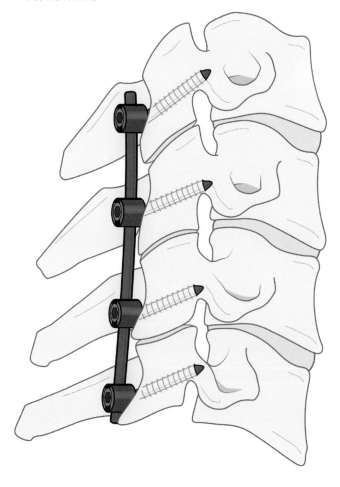

图6-14　后路融合侧块螺钉钛棒固定术

6.2.2.5 C7椎弓根螺钉固定

如果侧块过小，C7可以通过椎弓根螺钉来固定。进钉点在侧块外侧面中1/3及纵向头端1/3。进钉方向内倾约45°，轻度尾倾（图6-15）。

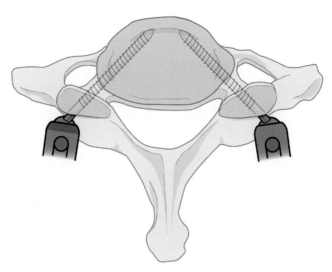

图6-15　C7经椎弓根螺钉固定

6.2.3 椎板成形术

椎板成形术的目的是减轻多节段脊髓压迫，而不引起医源性不稳定（如果手术过程顺利），因此不需要再行椎体融合术，颈椎的活动度得到有效保护。

后路颈椎管扩张手术需要在矢状线上保持颈椎前凸，原因是脊髓必须能够自由地向后漂移（这在颈椎后凸患者是不可能的）。正中矢状线上曲度丢失是手术的相对禁忌，术前每例患者都应考虑这个问题。屈伸X线片可能有助于评估过度活动、椎体滑脱或其他可能影响手术导致颈椎不稳的因素。

最常见的椎板成形术是单开门椎板成形术和双开门椎板成形术。在单开门椎板成形术中，椎管的扩张取决于一侧椎板与侧块的接合部离断，以及对侧（起铰链作用）所行"青枝"截骨术。在哪一侧开门主要取决于患者的临床症状。

在双开门椎板成形术（图6-16）中，棘突需要在正中纵行劈开，在两侧形成不完全的铰链开口。双开门技术在正中纵行打开，人为创造一个对称加宽的通道，此通道可通过植骨（切除的椎板）或专门设计的钛板来维持。

6.2.3.1 Kurokawa改良术式

此改良术式基于双开门椎板成形术，主要是用高速磨钻在棘突背部沿中线两侧处切断，取出后用作移植物以维持椎板成形。

6.2.3.2 Tomita改良术式

此改良术式主要的不同是线锯切开棘突，这被称为线锯椎板成形术。

对于同时具有神经根病症状的患者，或为了预防术后C5麻痹，除椎板成形术外，还可以尝试选择椎间孔切开术。

椎板成形术后在铰链侧行椎间孔切开术，使椎板有断裂的危险。应注意保留至少50%的侧块关节面，以避免不稳定。

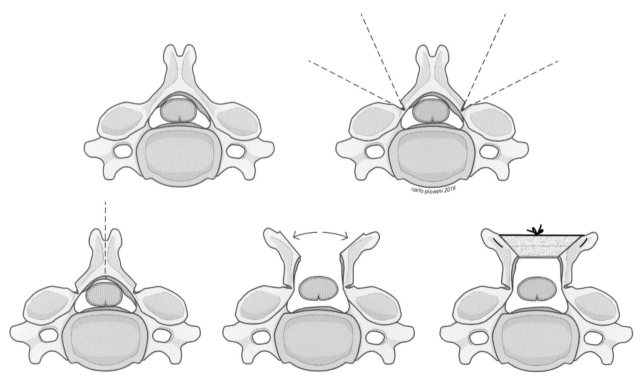

图6-16 双开门椎板成形术手术步骤

6.3 寰枢椎（C1～C2）融合术

6.3.1 寰枢椎后路钛缆植骨融合术（Gallie技术；Brooks和Jenkins技术）

多年的应用证明了刚性不足的钛缆内固定技术的有效性。

目前已经很少用钛缆保持稳定性，但对于辅助稳定和维持皮质骨和松质骨移植物的位置仍然有效。

这些技术操作相对容易，但是前提是需要保持寰椎后弓的完整性。

Gallie技术（图6-17）由于固定于后正中线，所以抗旋转力较小，而Brooks和Jenkins技术采用两侧置入钛缆，提供更大的旋转和屈伸稳定性。实际上，该技术是在寰椎的后弓和枢椎椎板之间形成了一个骨性闭合结构。

Gallie技术在抵抗屈伸方面作用比较确切，但在限制平移、侧弯和旋转方面的作用则不太明显。

将钛缆呈弧状对折，由下向上从C1后弓下穿过，钛缆圈套在C2的棘突上。

用磨钻打磨C1后弓和C2椎板的骨皮质，使其表面粗糙。将截取的矩形髂骨植骨块修剪成合适的形状，紧贴在C1后弓和C2椎板上，形成H形固定结构。移植骨块稳定在寰枢椎后方，拉紧钛缆的两个尾端，在植骨块中线处将钛缆拧紧。

涉及椎管的操作会使脊髓在手术过程中面临损伤的危险（相比于Gallie技术，Brooks和Jenkins技术更容易出现），尤其是当椎体之间有不同程度的半脱位时。

当钛缆植骨融合术作为一种首要的融合方法时，应持续应用Halo vest颈椎外固定支具10～12周。

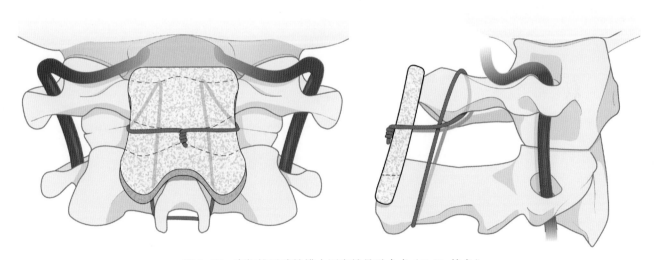

图6-17 寰枢椎后路钛缆内固定植骨融合术（Gallie技术）

6.3.2 寰枢椎（C1～C2）后路经关节突关节螺钉内固定术（Magerl和Seeman）

该术式比钛缆内固定植骨融合术（钛缆内固定更易于操作）更稳定，且不需要完整的后弓。尽管如此，这个技术操作起来比较困难，且需要在螺钉置入前将C1～C2完全复位。

打开寰枢关节囊后部直视下显露该关节。用小骨刀或锋利的刮勺切除小关节后半部关节软骨，然后填入松质骨，置入螺钉。

进钉点位于C2、C3关节面上方3 mm的C2关节突的下缘。钉道走行（图6-18）严格按照矢状方向靠近峡部的后内侧穿过狭部，然后进入寰椎侧块后下缘。钉道在前方穿透寰椎侧块的皮质骨。颈内动脉和舌下神经通常位于寰椎侧块的前方3 mm以内，如果螺钉过长可能会造成损伤。椎动脉走行至寰枢关节的前上方，并且容易在C2横突孔位置受损，必须避免沿水平钻孔，以保护椎动脉。需佩戴硬质颈托8～12周，但患者可以拆除颈托进行日常护理。椎动脉走行异常者不能采用此法。

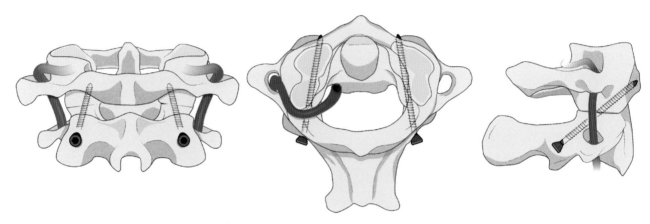

图6-18 寰枢椎后路关节间螺钉内固定术（Magerl和Seeman）

6.3.3 寰枢椎后路万向螺钉钛棒内固定术（Harms技术）

螺钉钛棒内固定技术（图6-19）是一种更稳定的固定方法。

术后，必须佩戴硬质的颈椎矫形器8～12周，但患者可以拆除颈椎外固定器进行日常护理。如果使用了后路钛缆辅助固定，可以佩戴软质的颈椎矫形器，而不用硬质的围领。

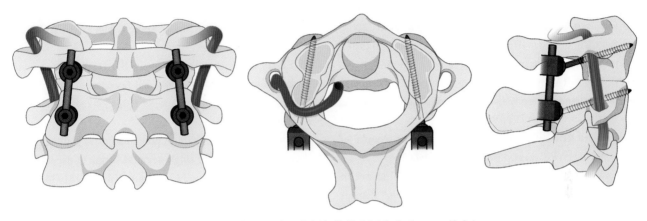

图6-19　寰枢椎后路万向螺钉钛棒内固定术（Harms技术）

参考资料

1. Harms J, Melcher RP (2001) Posterior C1 ～ C2 fusion with polyaxial screw and rod fixation. Spine (Phila Pa 1976) 26(22): 2467-2471.

2. Melcher RP, Puttlitz CM, Kleinstueck FS, et al (2002) Biomechanical testing of posterior atlantoaxial fixation techniques. Spine (Phila Pa 1976) 27(22): 2435-2440.

3. Puttlitz CM, Melcher RP, Kleinstueck FS, et al (2004) Stability analysis of craniovertebral junction fixation techniques. J Bone Joint Surg Am 86-A(3): 561-568.

4. Robinson RA, Smith G (1955) A nterolateral cervical disc removal and interbody fusion for cervical disc syndrome. Bull Johns Hopkins Hosp 96: 223-224.

5. Cloward RB (1958) The anterior approach for removal of ruptured cervical disks. J Neurosurg 15(6): 602-617.

6. Lowery GL, McDonough RF (1998) The significance of hardware failure in anterior cervical plate fixation. Patients with 2- to 7-year follow-up. Spine (Phila Pa 1976) 23(2): 181-186. discussion 186-187.

7. Malloy KM, Hilibrand AS (2002) Autograft versus allograft in degenerative cervical disease. Clin Orthop Relat Res 394: 27-38.

8. Bolesta MJ, Rechtine GR 2nd, Chrin AM (2000) Three- and four-level anterior cervical discectomy and fusion with plate fixation: a prospective study. Spine (Phila Pa 1976) 25(16): 2040-2044. discussion 2045-2046.

9. Chou YC (2008) Efficacy of anterior cervical fusion: comparison of titanium cages, polyetheretherketone (PEEK) cages and autogenous bone grafts. J Clin Neurosci 15(11): 1240-1245.

10. Fransen P (2010) A simplified technique for anterior cervical discectomy and fusion using a screw-plate implanted over the Caspar distractor pins. Acta Orthop Belg 76(4): 546-548.

11. Hauerberg J (2008) Anterior cervical discectomy with or without fusion with ray titanium cage: a prospective randomized clinical study. Spine (Phila Pa 1976) 33(5): 458-464.

12. Emery SE, Fisher JR, Bohlman HH (1997) Three-level anterior cervical discectomy and fusion: radiographic and clinical results. Spine (Phila Pa 1976) 22(22): 2622-2624. discussion 2625.

13. Song KJ, Lee KB (2006) A preliminary study of the use of cage and plating for single-segment fusion in degenerative cervical spine disease. J Clin Neurosci 13(2): 181-187.

14. Beutler WJ, Sweeney CA, Connolly PJ (2001) Recurrent laryngeal nerve injury with anterior cervical spine surgery risk with laterality of surgical approach. Spine (Phila Pa 1976) 26(12): 1337-1342.

15. Jung A, Schramm J (2010) How to reduce recurrent laryngeal nerve palsy in anterior cervical spine surgery: a prospective observational study. Neurosurgery 67(1): 10-15. discussion 15.

16. Palit M (1999) Anterior discectomy and fusion for the management of neck pain. Spine (Phila Pa 1976) 24(21): 2224-2228.

气管切开术的手术技术

M.吉雷利，F.马蒂奥利，G.莫利纳里，I.切娜和L.普雷苏蒂

气管切开术是在皮肤和气管腔之间建立可逆性的通道。正常情况下，气管切开术是为了保证气道及颈部手术后的安全通气。在所有引起喉头水肿或急性气道阻塞可能性较大的手术操作中，都必须进行气管切开。在颈椎手术中，气管切开的适应证基本上是为了避免已有或潜在的上呼吸道阻塞。此状况可能发生在涉及以下方面的手术中。

- 从C3～C6颈椎多节段入路(咽喉位于此节段)。
- 前后联合入路。
- 经下颌舌正中切开上颈椎入路。

7.1 手术技术

患者取仰卧位，肩部垫高头后仰。

颈部必须充分后仰，以清晰显露解剖标志。

7.1.1 体表标志

术者必须确认（图7-1）：

1. 甲状软骨切迹

2. 环状软骨

3. 皮肤切口线

4. 胸骨上切迹

7.1.2 手术第一步：切开皮肤

7.1.2.1 解剖关键点（图7-2）

- 环状软骨
- 胸骨上切迹
- 胸锁乳突肌

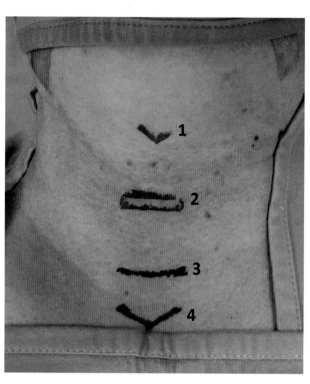

图7-1 术前颈前皮肤定位

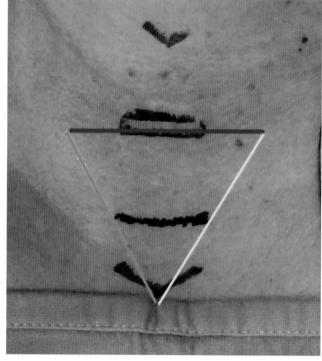

图7-2 环状软骨、胸骨上切迹和胸锁乳突肌形成的三角形

7.1.2.2 要点和并发症

术者通常取 3 ～ 4 cm 水平皮肤切口（图 7-3）。切口通常位于环状软骨下至少两指水平，术野位于以环状软骨（红线）为基底，胸骨上切迹为顶点和胸锁乳突肌为侧边（黄线和绿线）的一个倒三角形区域内。在体表，颈前静脉的识别有助于预防其意外损伤。必须切开皮肤、皮下组织和颈阔肌，直到暴露 SLDCF（图 7-4）。

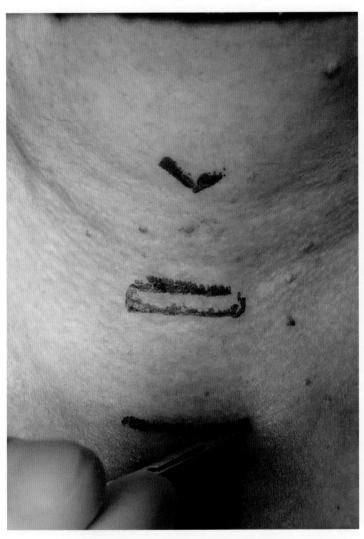

图 7-3　用 15 号或 10 号刀片切开皮肤

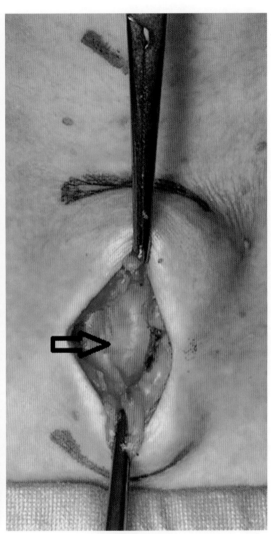

图 7-4　黑色箭头指示 SLDCF

7.1.3 手术第二步：SLDCF 切开术及中线的识别

切开SLDCF是为了识别所谓的带状肌群。

7.1.3.1 解剖要点

- 胸骨舌骨肌
- 胸骨甲状肌

7.1.3.2 要点和并发症

胸骨舌骨肌比胸骨甲状肌更表浅（图7-5）。

术者必须辨认出带状肌群间的中线结构。此处是一个必须切开的腱膜结构。主要并发症与中线结构的辨认不清导致分离进入气管侧方有关。

为了更容易地辨认中线，术者应始终通过触摸确认喉结和气管的位置。

7.1.4 手术第三步：切开MLDCF，辨认甲状腺和气管

带状肌群之下，沿中线我们可以找到甲状腺峡部（图7-6）。

如果甲状腺峡部覆盖了大部分的气管，则在气管切开前必须结扎甲状腺血管和切开峡部（经峡部气管切开术）。

气管切开通常定位于甲状腺峡部以下。

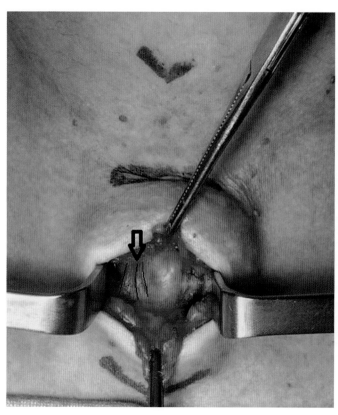

图7-5 右侧胸骨舌骨肌和胸骨甲状肌的辨认（黑色箭头）

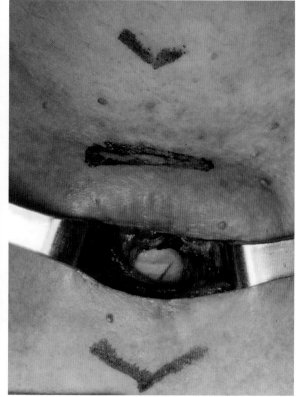

图7-6 甲状腺峡部不突出（可见两侧带状肌）

7.1.5 手术第四步：切开气管

气管切开前应再次手指探查环状软骨确认正确的切开水平。

气管切开通常有两种方式：

- 通过气管的第二、三软骨环间的线性切口。
- 瓣状切口，包括单个气管软骨环及下方的软骨间组织。
- 两种术式之间的选择取决于几个因素（表7-1）。

表7-1　气管切开术的术式选择

线 性 切 口	瓣 状 切 口
气管位于正常位置	气管位置深在
有麻醉及耳鼻喉科医生	无麻醉及耳鼻喉科医生
初次颈部手术/颈部无瘢痕	颈部手术史/颈部瘢痕
颈部细长	颈部短粗
无甲状腺肿	

要点和并发症

使用双极电凝处理切口有助于预防出血和分离气管周围筋膜（图7-7）。

切开气管前壁之前，必须只涉及它的膜部分以防止麻醉管的气囊穿孔。再用单极电刀进行操作（图7-8 a，b）。接下来用外科剪刀来完成（图7-9）。

切开气管前壁后，插入Killian内窥器以安全地扩开气管腔（图7-10a）。

插入带有特殊曲度的气管内导管（Montandon气管内导管）用以维持麻醉插管，术后更换为气管套管（图7-10b）。

将气管套管缝合到皮肤可预防气管套管移位。为避免皮下气肿、气胸和感染等，气管套管切口不能缝合过紧。

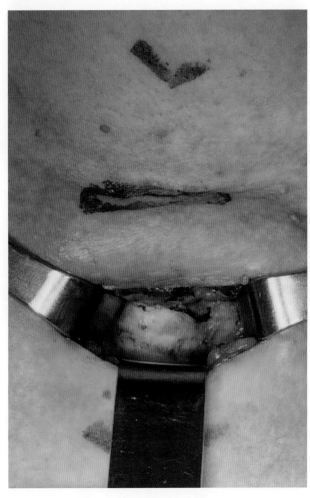

图7-7　切开前灼烧气管切开线

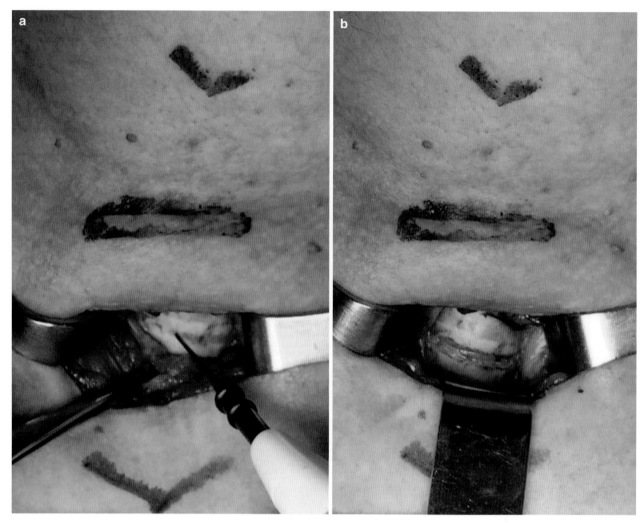

图7-8 （a）使用单极电刀；（b）切开气管环间组织

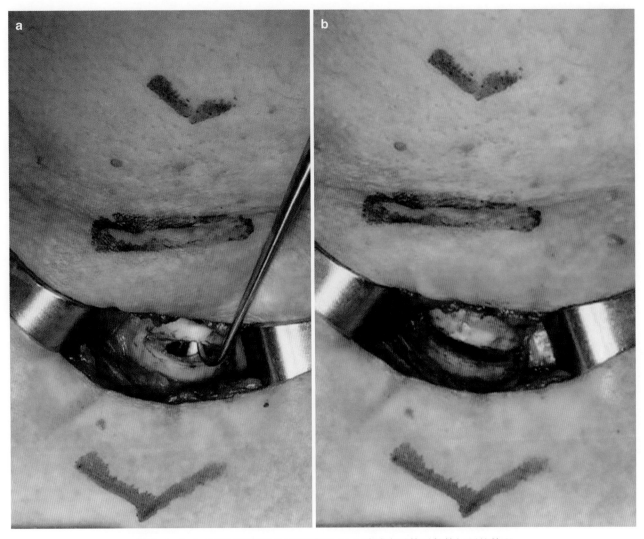

图7-9 （a）拉钩可以帮助分离气管环；（b）移除麻醉管后气管切开的外观

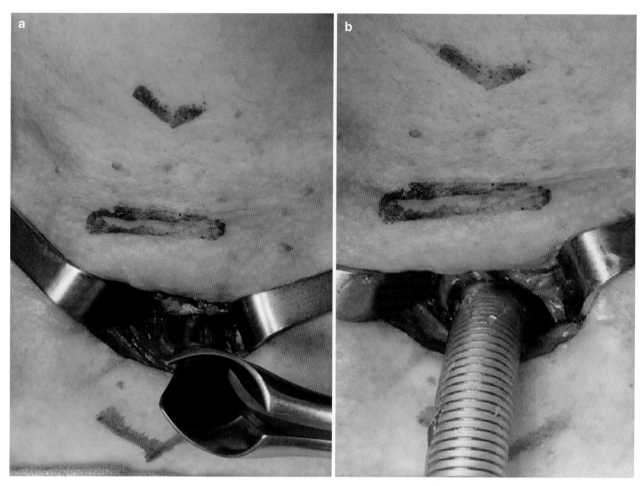

图7-10 （a）使用Killian内窥器扩大气管切口；（b）Montandon 气管插管定位

颈椎肿瘤患者的手术方案

S. 博里亚尼，R. 盖尔曼迪，M. 吉罗拉米和A. 加斯巴里尼

8.1　流行病学

椎体原发肿瘤非常罕见[1]，占所有骨肿瘤的10%或更少。在美国，每年新确诊病例大约有7 500例，而全世界每年发病率约为每100万人中有2.5 ~ 8.5人。与椎体原发肿瘤相比，转移性肿瘤在脊柱中更常见；对于继发性肿瘤来说脊柱是最常见的骨转移部位。对脊柱肿瘤的认识必须以诊断和治疗策略的基本知识为基础。此外，还必须掌握原发性和转移性肿瘤的鉴别诊断。

8.2　临床表现和影像

在普通人群中，与活动相关的后背和颈部疼痛是非常常见的症状，特别是在成人中，主要与椎间盘脱出、退行性变化和脊柱滑脱有关。这些症状应首先运用锻炼、止痛药以及姿势纠正等方式来处理。

只有很少的原发性肿瘤可以通过症状和体征被发现。虽然疼痛是最常见的症状，但与转移性肿瘤相比则少见得多；脊髓压迫和病理骨折的发生率更低。

潜在病变（大部分的血管瘤，骨纤维结构发育不良，外生骨疣）症状不典型，诊断往往是由于其他原因需行影像学检查时偶然发现。

偶然发现的脊索瘤也常被报道。这种恶性肿瘤的特点是生长缓慢；当出现在骶骨时，明确诊断较晚且肿瘤已经很大。

青少年疼痛性斜颈说明颈椎有骨样骨瘤或者骨母细胞瘤，多数情况下常规影像检查不显影，放射性同位素骨扫描能够协助病变定位；PET-CT扫描可显示特异性骨样骨瘤征象，一个小的病理性骨岛，周围溶解性的环状表现，且常伴有广泛的反应性骨形成。

影像学检查（CT和MRI扫描）可以缩小诊断范围，因为有些诊断非常少见。骨巨细胞瘤和尤文肉瘤是溶骨肉瘤，大多数骨肉瘤的特征是边界模糊的放射状病理性骨形成。动脉瘤样骨囊肿的典型表现为双倍密度的多腔囊样改变。椎体后壁松质骨内的浸润性侵蚀提示脊索瘤。起源于后部的环形钙化软组织肿块，是周围型软骨肉瘤的典型表现。

血管造影可以显示病理性血管，而选择性动脉栓塞已成为减少术中出血不可缺少的手段。

组织学诊断应通过活检来完成，但临床表现、实验室检查和影像学检查对于定位诊断和活检操作非常重要。

8.3　组织活检

组织活检的目标是获得肿瘤标本，标本要具有代表性，能够满足组织学和超微结构分析和免疫染色检查需要。术者必须能够识别肿瘤的活力部分，并去除坏死或反应性增生部分。培养结果也能确认或排除感染。

术者可行三种传统形式的脊柱活检：切开式活检；细针或套管针活检；切除性活检。

操作中应该遵循一些基本原则，在做切开活检或者切除活检时防止肿瘤标本污染周围正常组织，这是活检的主要风险。应避免将肿瘤横断切开或瓣状切开，尽可能用最直接的方式到达肿瘤，避开矫形外科手术中常见的解剖间隙（所谓的易侵犯性间室外腔）。应该用经肌肉入路到达肿瘤。

如果计划进行整块切除，则应设计从皮肤到肿瘤组织的切口，以便将肿瘤及其边缘整体切除。事实证明，在脊柱（尤其是在颈椎）这些原则是极其困难甚至不可能实现。当肿瘤生长在椎体后部，可穿过肌肉完整切除，但当肿瘤位于椎体时，则不可能完整切除肿瘤，任何开放性活检都必然会污染一个或多个区域。

病理组织要小心处理，止血要细致，所有解剖层次都要缝合。骨切面外露或未止血确切的血管和肌肉损伤出血会形成术后血肿，可能携带肿瘤细胞污染周围组织甚至污染原发病变远处。软组织肿块的边缘通常对活检最有帮助，因为中央部分常呈坏死。术者应注意不要挤压或扭曲标本，以保持其原始结构。

当明确诊断可能性很高时，必须在切除过程中进行冰冻切片活检。这种情况在颈椎肿瘤中经常出现。

只有在影像学表现为特征性病理改变的情况下，例如骨样骨瘤，才能考虑切除活检。

套管针活检可以将肿瘤污染降至最低，但会出现取样误差，并只能提供小样本以供检测。作者倾向于在CT扫描下，用12G套管针进行活检。套管针可以取出有用的组织来研究肿瘤的组织结构，并为免疫组织化学分析提供材料。CT扫描可以帮助到达椎体内的小病灶。在颈椎中，套管针活检可经颈前血管前入路或颈后入路完成。

诊断应始终以组织学诊断为依据：活检是必需的。当然，一些潜在、无症状的病变，如血管瘤，骨纤维结构发育不良和外生骨疣，根据其特征性影像表现，可不需要立即活检。在这种情况下，每3～4个月1次，持续地进行影像学检查，以观察并充分了解疾病的发展变化。

8.4　肿瘤分期

1980年恩内金（Enneking）[2] 提出了一种根据骨和软组织肿瘤的生物学行为分期的方法。后来，该方法也应用于脊柱肿瘤[3-6]。

该方法将良性肿瘤分为三个阶段（S1、S2和S3），将局部恶性肿瘤分为四个阶段（ⅠA、ⅠB、ⅡA和ⅡB）。另外两个阶段包括高级别转移性间室内和间室外恶性肿瘤（分别命名为ⅢA和ⅢB）。这一分类依据的是临床特征、X线表现、CT/MRI扫描数据和组织学结果。每一项都与整体预后相关，并且跟基于"边缘"概念的手术方式有很大的关系[7]。

8.4.1　良性肿瘤

良性肿瘤的第一阶段（S1，潜在的，不活跃的）包括无症状的病变，真性包膜形成边界，在平片上通常表现为硬化的边缘。这些肿瘤不会生长，或者只是生长得很慢。除非减压或稳定需行姑息性手术，否则不需要治疗。良性肿瘤第二阶段（S2，活动期）生长缓慢，症状轻微。肿瘤周围有一层薄包膜和反应性组织，有时在X线平片上发现肿瘤轮廓扩大。骨扫描呈阳性。因其低复发率而行病灶内切除。局部治疗（冷冻治疗、栓塞治疗、放射治疗）可进一步降低复发率。良性肿瘤第三阶段（S3，侵袭性）包括快速生长的良性肿瘤：囊膜非常薄、不连续或不存在。肿瘤侵犯邻近的间室，常发现广泛的反应性高度血管化组织（假包膜），有时会渗透到肿瘤的指状突起中。骨扫描呈高度阳性，X线平片边界模糊，CT扫描显示瘤外生长，MRI明确界定假包膜及其与神经结构的关系。即使增加放射治疗，病灶内切除（刮除）也可能局部复发，其治疗方案应选择整块切除。

8.4.2 恶性肿瘤

Ⅰ期为低级别恶性肿瘤，分为ⅠA（肿瘤位于椎体内）和ⅠB（肿瘤侵犯椎旁间隙）。这些病变没有真正的包膜，但有时能见到一个有微小肿瘤渗透的厚的假包膜。沿假性包膜切除通常会留下有活性的肿瘤残留病灶；追加大剂量辐射或质子束治疗可以降低复发概率。如果可能，治疗方法最好选择广泛的整体切除。高级别恶性肿瘤分为ⅡA和ⅡB。肿瘤生长迅速，来不及形成反应性组织，肿瘤不断播撒形成卫星结节。此外，这些肿瘤可有远距离肿瘤结节肿块形成（跳跃转移）。这些恶性肿瘤在平片上通常表现为放射状、破坏性，在许多情况下与病理性骨折有关。B期硬膜外腔侵犯迅速，尤其是以胶冻样组织为特征的小细胞肿瘤（尤文肉瘤、淋巴瘤），在椎体皮质骨边缘浸润后可占据硬膜外空间。

切除的范围必须要广泛（在脊柱中不可能达到"根治性"边界），且需考虑到放疗和化疗（根据肿瘤类型）以进行局部控制和避免远处扩散。有些情况下解剖学上的限制会阻碍其达到适当的边界。

ⅢA和ⅢB期病变除与远处转移有关外，与ⅡA和ⅡB的描述相似。

8.5 边界与手术计划

因为分期必须以自然病史为基础，所以手术计划必须以手术所能到达的病灶边缘为基础。斯特纳（Stener）是第一批将这些概念应用于脊柱的人[8]；从20世纪70年代初开始，他对脊柱中的"整块切除"作了详尽的报道。后来，罗伊－卡米列（Roy-Camille）[9]和富太（Tomita）[10]在胸椎中推广了"整块切除"技术。在颈椎上应用这些原则在技术上要求很高。到目前为止，颈椎整块切除术的技术还不规范。

自20世纪80年代以来，温斯坦（Weinstein）和博里亚尼尝试通过回顾性病例分析，建立一个像恩内金对四肢所做的分类方法，由这种分类指导对病变切缘进行讨论，这是关于切缘的最重要发现。

该发现被称为WBB（Westein, Boriani, Biagini）分期[11]（图8-1），这一分期方法接受了多次临床评估，最近还接受了国际多学科脊柱肿瘤专家小组的信度和效度研究[12]，总体信度得到相当大的认可。

WBB分期在横断面上，椎体被分为12个放射区（顺时针编号1～12）和5层（从椎前到硬脊膜受累）。肿瘤的纵向范围是通过确定所涉及的特定椎体来记录的。这个分级方法能够更合理指导手术计划，可以明确手术应当切除的瘤周组织范围。

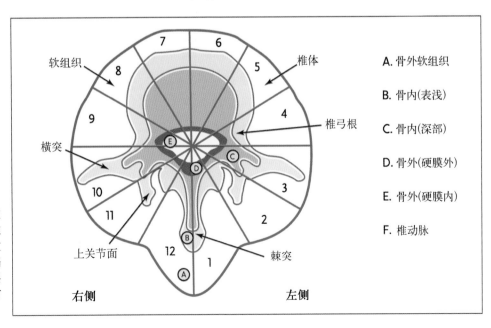

图8-1 WBB分级系统在横断面上看来，椎体被分为12个放射区（顺时针编号1～12）和5层（A～E为从椎前到硬脊膜受累）

8.6　专业术语

为了方便学术交流和对比各研究机构之间的结果，必须使用统一的专业术语。目前被部分专业人士使用的"椎骨切除术"一词实际上包含了两种术式，一种是病灶内完整切除肿瘤的蛋壳式切除术式[13]，另一种是有些作者使用的切缘阴性的"根治性"[14, 15]切除术式。

显然，如果同样用来描述整块切除的术语也被用来描述大块切除，那么比较研究结果就变得困难且令人困惑。

为了增强专业术语的通用性，我们主张采用恩内金提出的术语。

8.7　包膜内切除

包膜内切除指的是分块切除肿瘤（"刮除""大块切除""减瘤切除"）。这是一种肿瘤内手术，只切除肿瘤组织，而不切除不含肿瘤的瘤周组织。该术式适用于2期良性肿瘤和转移瘤。根据基本的手术知识，任何脊柱水平都可以进行前、后入路手术。应当考虑多种手术方式以最大限度地切除肿瘤（所谓包膜外切除，即切除肿瘤包膜）。然而，这类手术方式总会遗留肉眼不可见的肿瘤甚至肉眼可见的肿瘤，可根据肿瘤的生长特性预测局部病情发展。可追加局部放疗或化疗。这种手术方式多用于因为手术操作或者解剖限制而不能整块切除的病例。

选择性供瘤动脉栓塞的缺血效应，可以减少肿瘤血供，从而大大减少术中出血和相关并发症，有利于术者完成手术。

8.8　整块切除

该术式将肿瘤作为一个完整的整体，由完全健康的组织（不含肿瘤的瘤周组织）包裹。这要求病理检查确认被切除的瘤周组织（所谓的边缘）不含肿瘤。

瘤周组织作为屏障的有效性取决于它本身的性质和肿瘤的侵袭性。瘤周组织的定义是一个"宽"的范围，从肿瘤周边含瘤组织通过正常组织到瘤周反应性改变区。瘤周组织的质量与其厚度相关。筋膜屏障可代表宽的瘤周组织，而1 cm厚的肌肉或松质骨可能不足以起到相应的屏障作用。整块切除规划决策过程中的主要问题是与整体切除的结构改变可能引起的功能丧失，这种切除是将肿瘤和较宽的瘤周组织一并切除。边缘性切除指的是手术切除范围非常接近肿瘤，沿反应区进行，肿瘤卫星灶可能未被切除。病灶内切除是指肿瘤侵犯周边组织，肿瘤标本未被健康组织包裹。根治性切除：这一术语主要指连同整个原发灶的整块切除肿瘤，例如胫骨活动性肿瘤采取的大腿截肢，或者局限于肩胛骨内肿瘤的全肩胛骨切除。因此，脊柱的根治性切除指的是肿瘤完全位于椎体内的椎体完整切除，包括其上下脊髓。在这种的情况下若肿瘤已经生长到硬膜外间隙，"根治术"一词也是不恰当的，因为硬膜外间隙被认为是从颅骨延伸到骶骨的间室外腔。

8.9　姑息性切除

这一术语描述的是所有不能有效切除肿瘤而只是为了达到某些功能改善目的（椎管减压，脊柱稳定）。部分切除肿瘤能解除对脊髓的压迫。例如，对潜在病变的结构性损伤引起的病理性骨折进行固定，或对骨髓瘤以及其他放疗/化疗敏感病变进行的减压和固定，最终都会有助于肿瘤的治疗。

8.9.1　手术技巧：颈椎肿瘤的整块切除

胸椎和腰椎椎体肿瘤的整块切除技术众所周知[8-10, 16]，目前为止仅见一例颈椎肿瘤整块切除的报道[17-20]。WBB分期系统可根据肿瘤的不同形状和不同脊柱节段，帮助制定整块切除的手术计划。这两个参数的巨大变异性决定了不能在所有病例中都进行同样的手术，而且必须针对单个病例制定个体化手术方案。

在WBB分期的指导下，提出了六种不同的入路及组合入路（详见参考文献），最终共十种不同的术式：单纯前路手术；单纯后路手术；先前路再后路手术；先后路再双侧前路手术；先后路再前后联合入路手术；先前路再后路，再（对侧）前后入路手术。

根据肿瘤生长的三种可能性，可以把颈椎三种切缘阴性整块切除技术标准化。作者认为，根据肿瘤生长的不同类型考虑破坏肿瘤边缘，以保留重要的结构。

显然，单纯后路是整块切除椎体后弓肿瘤的首选方案（图8-2）。根据WBB分期（图8-1）切除无肿瘤区第9区和第4区为恰当的肿瘤边缘切除标准。如果肿瘤生长在D层，在分离硬膜时，切缘已经涉及病灶内。

必须计划的三个步骤：第一步，当肿瘤在A（Ⅰ）层扩张时，通过后路覆盖肿瘤的肌肉内分离，获得合适的肿瘤边缘。第二步是第9区和第4区的分块切除须采用术者熟悉的方式进行：磨钻或超声骨刀，或者用线锯或凿进行截骨术（Ⅱ）。只要进行上下椎板横向切开，肿瘤就从硬膜上游离下来，可完成整块切除（Ⅲ）。

在颈椎肿瘤部分占据椎体（不涉及第6区和第7区，涉及第6区、第7区者见图8-4）和后弓（至少三个区未被侵犯）要进行整块切除，由切缘阴性标本佐证，应计划两种入路：先前路再后路（图8-3）。

第一阶段行前路手术是为了保留被肿瘤侵犯侧块上的健康组织（Ⅰ），并在椎体纵行开槽到达硬膜外间隙（Ⅱ）。椎间盘摘除或椎体横向开槽，包括椎动脉结扎，是为了明确肿瘤的上下边界。

第二阶段是后路。如果肿瘤在A层扩张，第三步通过后路覆盖肿瘤的肌肉内分离，获得合适的肿瘤边缘。第四步是分块切除未受肿瘤侵犯的后弓。至少需要切除三个区，从第4区或第9区开始。这样可以把硬脊膜与肿瘤分离，切断肿瘤侵犯的神经根。最后，将肿瘤以硬膜囊为轴旋转摇摆，至肿瘤松动后去除（当上、下间盘切除或椎体截骨完成后）（Ⅴ）。如果颈部肿瘤特别大，跨过中线，但不累及双侧椎动脉（图8-4），通过不含肿瘤的边缘可行整块切除，可采取三步法：先后路，再肿瘤前对侧，再肿瘤前侧；也可行单一横切口的扩大前入路。

第一阶段是俯卧位：后弓未被肿瘤累及的可用分块切除。至少需要切除三个区，从第4区或第9区开始（Ⅰ），以便游离硬膜、安全操作。当肿瘤在A层扩张时，通过后路覆盖肿瘤的肌肉内分离，获得合适的肿瘤边缘（Ⅱ）。然后把硬脊膜与肿瘤分离（如果肿瘤生长在D层，在分离硬膜时，切缘已经涉及病灶内），并切断肿瘤侵犯的神经根。第二阶段和第三阶段以仰卧位进行。在未被肿瘤侵犯的椎体外侧纵向开槽（Ⅲ），直到椎动脉，这一侧椎动脉必须保留，而另一侧被肿瘤侵犯的椎动脉须切除。前方的肿瘤边缘是肿瘤上留下的正常软组织（Ⅳ）。椎间盘摘除或椎体横向开槽，是为了显露肿瘤的上、下界限。因为同时切除上、下椎间盘或截骨，包括椎动脉结扎，肿瘤最终通过三步法被切除（Ⅴ）。

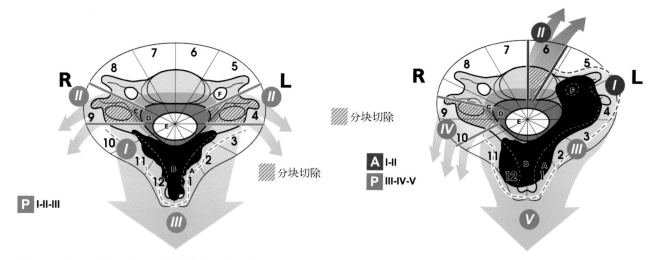

图 8-2 单纯后路手术是切除后弓肿瘤的有效方法。根据 WBB 分期，切除无肿瘤区第 9 区和第 4 区为恰当的肿瘤边缘切除标准。如果肿瘤生长在 D 层，在分离硬膜时，切缘已经涉及病灶内

图 8-3 在颈椎肿瘤部分占据椎体（不涉及第 6 区和第 7 区，其余见图 8-4）后弓（至少不包括三个区）要进行整块切除以获得切缘阴性标本，应计划两种入路：先前路再后路

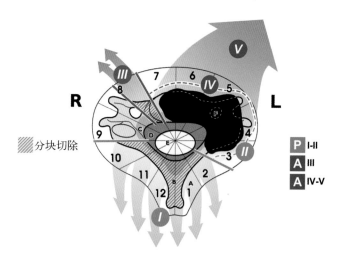

图 8-4 如果颈部肿瘤特别大，跨过中线，但不累及双侧椎动脉，通过不含肿瘤的边缘可行整块切除，可采取三步法：先后路，再肿瘤前对侧，再肿瘤前侧。也可行单一横切口的扩大前入路

8.9.2 并发症及发生率

颈椎病变整块切除的并发症发生率很高。首先，在决策过程中，要权衡肿瘤整块切除所致结构破坏引起的功能丢失与预期存活之间的利弊。切缘在肿瘤手术中的角色已经早早确立[21, 22]。文献报道常见脊柱中的脊索瘤[23]、软骨肉瘤和骨肉瘤资料。而尤文肉瘤很少涉及[24, 25]。

可能的并发症包括所有前路[26, 27]和大部分后路[28]手术，同时包括长时间手术相关的麻醉问题[29]。最近对脊柱肿瘤整块切除的并发症发生率进行了分析[30]，结论认为并发症主要与重要结构的操作有关，这是由于肿瘤需要切除部分切缘阴性的组织（有时邻近至关重要的结构）。术中血流动力学控制不完全，后路固定过短，前路支撑不足，明显增加并发症的发生率。既往手术或放疗和联合手术入路增加了发生并发症的风险，因为瘢痕剥离容易损伤肿瘤邻近的血管、神经、组织结构。因广泛暴露及免疫能力低下引起的感染，在远期并发症中发生率较高。

死亡率不容忽视（2.2%）。放射治疗不是并发症发生率的影响因素，但却有5/6的术前接受放射治疗患者出现深部感染。采用椎前入路和从肿瘤剥离主动脉，2例椎体切除术后辅助放疗（剂量分别为42 Gy和44 Gy）发生晚期主动脉夹层。

致谢 作者向卡洛·皮奥瓦尼（Carlo Piovani）在收集数据和提供原始图片的杰出贡献表示感谢。

参考文献

[1] Chi JH, Ali B, Patrick H, Tim W, et al (2008) Epidemiology and demographics for primary vertebral tumors.Neurosurg Clin N Am 19: 1−4.

[2] Enneking WF, Spanier SS, Goodman MA (1980) A system for the surgical staging of musculoskeletal sarcoma. Clin Orthop Relat Res153: 106−120.

[3] Boriani S, Capanna R, Donati D, et al (1992) Osteoblastoma of the spine. Clin Orthop 278: 37−45.

[4] Boriani S, Bandiera S, Biagini R, et al (2006) Chordoma of the mobile spine: fifty years of experience. Spine 31(4): 493−503.

[5] Hart RA, Boriani S, Biagini R, et al (1997) Asystem for surgical staging and management of spine tumors. Aclinical outcome study of giant cell tumors of the spine. Spine 22: 1773−1782.

[6] Boriani S, De Iure F, Bandiera S, et al (2000) Chondrosarcoma of the mobile spine. Report on 22 cases. Spine 25: 804−812.

[7] Simon MA (1998) Surgical margins. In: Simon MA, Springfield D(eds) Surgery for bone and soft tissue tumors. Lippincott-Raven, Philadelphia, pp 77−92.

[8] Stener B, Johnsen OE (1971) Complete removal of three vertebrae for giant-cell tumour. J Bone Joint Surg Br 53(2): 278−287.

[9] Roy-Camille R, Montpierre H, Mazel C, et al (1990) Technique de vertebrectomie totale lombaire. In: Roy-Camille R(ed) Rachis Dorsal et Lombaire Septieme Journees d'Orthopedie dela Pitié. Masson, Paris, pp 49−52.

[10] Tomita K, Kawahara N, Baba H, et al (1994) Total en bloc spondylectomy for solitary spinal metastases. Int Orthop 18(5): 291−298.

[11] Boriani S, Weinstein JN, Biagini R (1997) Spine update. A surgical staging system for the rapeutic planning of primary bone tumors of the spine. A contribution to a common terminology. Spine 22: 1036−1044.

[12] Chan P, Boriani S, Fourney DR, et al (2009) An assessment of the reliability of the Enneking and Weinstein-Boriani-Biagini classifications for staging of primary spinal tumors by the Spine Oncology Study Group. Spine 34: 384−391.

[13] Magerl F, Coscia MF (1988) Total posterior vertebrectomy of the thoracic or lumbar spine. Clin Orthop Relat Res 232: 62−69.

[14] Fidler MW (1994) Radical resection of vertebral body tumours. Asurgical technique used in ten cases. J Bone Joint Surg Br 76(5): 765−772.

[15] Mazel C, Grunenwald D, Laudrin P, et al (2003) Radicalexcision in the management of thoracic and cervicothoracic tumorsinvolving the spine: results in a series of 36 cases. Spine 28(8): 782−792.

[16] Boriani S (2000) Subtotal and total vertebrectomy for tumours.Surgical techniques in orthopedics and traumatology. Elsevier, Paris, Editions Scientifiques et Medicales.

［17］ Fujita T, Kawahara N, Matsumoto T, et al (1999) Chordoma inthe cervical spine managed with en bloc excision. Spine 24(17): 1848–1851.

［18］ Rhines LD, Fourney DR, Siadati A, et al (2005) Enbloc resection of multilevel cervical chordoma with C–2 involvement. Case report and description of operative technique. J Neurosurg Spine 2(2): 199–205.

［19］ Currier BL, Papagelopoulos PJ, Krauss WE, et al (2007) Total en bloc spondylectomy of C5 vertebra for chordoma. Spine 32(9): E294–E299.

［20］ Leitner Y, Shabat S, Boriani L, et al (2007) En bloc resection of a C4 chordoma: surgical technique. Eur Spine J 16(12): 2238–2242.

［21］ Talac R, Yaszemski MJ, Currier BL et al (2002) Relationship between surgical margins and local recurrence in sarcomas of the spine. Clin Orthop 397: 127–132.

［22］ Bergh P, Gunterberg B, Meis-Kindblom JM, et al (2001) Prognostic factors and outcome of pelvic, sacral, and spinal chondrosarcomas: a center-based study of 69 cases. Cancer 91(7): 1201–1212.

［23］ Boriani S, Saravanja D, Yamada Y, et al (2009) Challenges of local recurrence and cure in Lowgrade malignant tumors of the spine. Spine 34(22S): S48–S578 Surgical Planning in Cervical Spine Oncologic Patients.

［24］ Boriani S, Amendola L, Corghi A, et al (2011) Ewing's sarcoma of the mobile spine. Eur Rev Med Pharmacol Sci 15: 831–839.

［25］ Sciubba DM, Okuno SH, Dekutoski MB, et al (2009)Ewing and osteogenic sarcoma: evidence for multidisciplinary management. Spine (Phila Pa 1976) 34(22 Suppl): S58–S68.

［26］ Faciszewski T, Winter RB, Lonstein JE, et al (1995) The surgical and medical perioperative complications of anteriorspinal fusion surgery in the thoracic, lumbar spine in adults. Areview of 1223 procedures. Spine 20: 1592–1599.

［27］ McDonnell MF, Glassman SD, Dimar JR, et al(1996) Perioperative complications of anterior procedures of the spine. J Bone Joint Surg Am 78: 839–847.

［28］ Smith JS, Saulle D, Chen CJ, et al (2012) Rates and causes of mortality associated withspine surgery based on 108, 419 procedures: a review of the Scoliosis Research Society Morbidity and Mortality Database. Spine (Phila Pa 1976) 37(23): 1975–1982.

［29］ Di Fiore M, Lari S, Boriani S, et al (1998) Major vertebral surgery: intra- and postoperative anaesthesia-related problems. Chir Org Mov 83: 65–72.

［30］ Boriani S, Bandiera S, Donthineni R, et al (2010) Morbidity of en bloc resections in the spine. Eur Spine J 19: 231–241.

第 3 部分

手术入路

颅颈交界区的手术入路（内镜下经鼻—经口—经颈入路和机器人经口入路）

9

F. 马蒂奥利，G. 莫尔泰尼，M. 贝蒂尼，E. 奇加里尼和L.普雷苏蒂

9.1 引言

本章重点是介绍暴露颅颈交界区（craniovertebral junction, CVJ）病变的手术入路。要到达颅颈交界区，需要经过几个相关专业（神经外科、耳鼻喉科和整形/颅面外科）的解剖区域。

外科医生应该选择一种尽可能大的术野而又同时保证最少并发症的手术方式[12]。病变的位置和范围是影响选择适当颅底入路的主要决定因素。

当在轴位平面上观察颅底时，可以从三个方向进入颅颈交界区：

- 前方
- 侧方
- 后方

颅颈交界区的手术入路的分类（图9-1）：

前入路
- 经颅（经额、眶颧骨、翼点）
- 经鼻（经蝶窦、经上颌、内镜）
- 经口（经腭、颊咽、经唇下颌、经唇舌下颌、内镜）
- 经颈

后入路
- 枕下、乙状窦后、极外侧

侧方入路
- 经迷路、经耳蜗、乙状窦前、经颞下岩骨、耳前颞下、经耳前颞叶

前入路最适合硬膜外的病变。因为通过前入路任何一种方式处理硬膜内病变都可能引发咽部感染、脑膜炎和脑脊液漏（cerebrospinal fluid, CSF）这些手术并发症。

因此，硬膜内和累及颞骨的病变最好的选择是侧方入路，而硬膜内后方的病变则选择后入路来进行手术[7, 12]。

详情如图9-2所示。

我们的目的是描述由耳鼻喉科（ENT）和矫形外科手术使用的前入路，特别是微创内镜辅助入路。

本章未描述后侧入路和侧方入路。

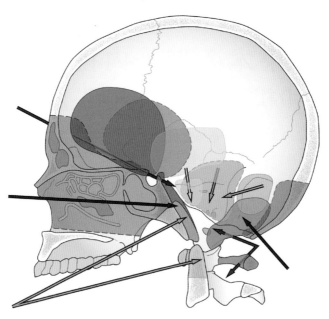

图9-1 颅颈交接区的手术入路

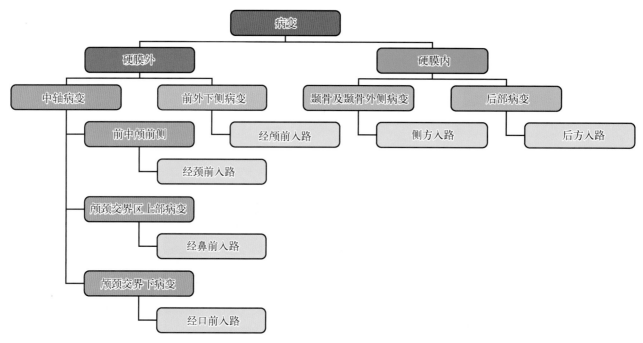

图9-2 根据病变部位选择手术入路

9.2 前方入路

颅颈交界区是一个复杂的解剖区域，可能会发生肿瘤、退行性或炎症性病变，这些病变可导致延髓颈髓移行部受压以及颅颈部不稳。若发生上述表现，可通过减压以及颅颈部固定来治疗。

经鼻、经口和高位经颈入路为颅颈部和上颈椎前入路。

特别是位于颅颈交界区前部或前外侧的病变，由于传统的前路手术并发症发病率和死亡率都很高，所以传统上最难切除。近年来由于内镜手术的发展，可以使用内镜经鼻—经口技术对颅颈交界区进行减压，甚至可以应用于解剖结构特殊的患者[14]。

手术前，在矢状位MRI辅助下在硬腭平面到颅颈交界区画一条辅助线来评估手术暴露的最佳范围。如果病变位于中线并且位于这条辅助线之上，此时可以选择经鼻入路。然而，如果病变位于硬腭平面以下，仅经口入路可能就已足够。或者，如果病变进展到硬腭平面的上方和下方，无论是否有腭裂都考虑Le Fort I上颌骨切开术。如果病变向下进

展超过了标准经口入路的视野（在大多数情况下，大致超过C2下方至C2～C3椎间盘间隙），为了暴露更多下部区域，选择下颌舌正中切开术（经下颌裂）或颈部入路可能更适合（图9–3）[11]。

机器人的经口入路手术可以将视野延伸至所有的上颈椎。

经鼻和经口手术的过程中可预防性使用抗生素。

术前必须行颅颈交界区的高分辨率三维CT扫描和MRI检查。同时，建议使用颈椎过屈过伸位平片来评估颅颈交界区潜在的不稳定性。在某些情况下，颅颈交界区的病变已经破坏了寰枕或寰枢关节的稳定性，因此需要术前或者术后进行稳定性措施。如果术前发现有严重的畸形或颅底凹陷，尝试使用Gardner-Wells颅骨牵引弓进行颈椎牵引复位，可调节的halo vest支具也可选择。然而，即使颅颈交界区现在是稳定的，因术后有医源性造成不稳的可能，大多数病例在术后仍需采取稳定措施[11]。寰枕或寰枢关节的固定可在术后或与术中同时进行。因为感染、再吸收和移位发生的概率高，所以很少在术中进行腹侧植骨。

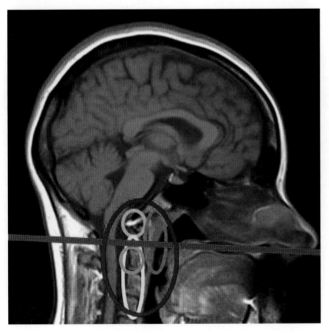

图9–3 术前估计显露和选择方式：适用于经鼻（绿色）、经口（橙色）、上颌切开术伴或不伴上颚劈开（蓝色）、舌骨切开术或经颈（黄色），以及机器人经口入路（红色）的病变

要点总结

优点
- 并发症发生率低（内镜入路）
- 不需要任何脑牵拉的直接硬膜外入路
- 并发症发生率低和死亡率低（相对于传统入路和扩大入路）

缺点
- 脑脊液漏风险

禁忌证
- 硬脑膜内病变（脑膜炎风险）
- 外侧或后方病变

颅颈交界区前入路的影像学设计[5]

可以对颅颈交界区前方入路的微创技术使用单纯内镜或内镜辅助进行评估和比较：

- 经鼻（单纯内镜）
- 经口（内镜辅助）
- 经颈（内镜辅助）

内镜工作角度

内镜工作角度是通过一个特定的入镜点来决定的。选好入镜点才能够获得最好的工作"角度"到达手术区域（例如，经鼻入路尽可能向下倾斜，经颈入路尽可能向前向后倾斜）。

经鼻入路

对于经鼻入路，入镜点选在鼻骨下缘中点。手术区域的最上方边界毫无疑问就是鞍底斜坡交点（斜坡隐窝的上面）。手术区域的最下方边界大致位于这样一条直线，该直线从鼻骨下缘中点到齿状突或C2椎体的最低点，与硬腭相切，但不与硬腭相交。这条线大致限定了手术区域的最下方边界，但没有考虑带角度的器械，这类器械允许到达这条直线下大约5 mm甚至更低的区域，或通过磨除部分硬腭获得更大的工作角度。

经口入路

对于经口入路，入镜点定义在切牙下缘中点。手术区域的最上方边界位于斜坡中下1/3交点。这个边界建立在解剖学基础之上，在不切开软腭的情况下能到达的最高点。手术区域的最下方边界位于C2椎体的后下缘。

经颈入路

对于经颈入路，入镜点定义在C4～C5颈椎间盘水平的皮肤中线上。术野最上方的界线被定义在距颅底上方中线1 cm处。手术区域的最下方边界位于C2椎体的后下缘。

可以采用经鼻和经口入路来实现下斜坡和齿状突（颅颈交界区）减压的手术目的。

经颈入路若没有过度的牵拉不能对下斜坡1 cm以上的病变进行切除或者胸部影响持镜角度。此外，经颈入路很难维持中线解剖位置。像经鼻和经口入路一样，这种入路能够实现完整的齿状突切除（表9-1）。

各种入路的工作角度和重叠工作区域如图9-4所示。

表9-1　每种内镜工作角度、手术靶点距离和操作面积总结

方　　法	距手术靶点的距离（mm）	矢状面工作角度（°）	操作面积（mm²）
经　鼻	94	28	1 305
经　口	102	30	1 406
经　颈	100	15	743

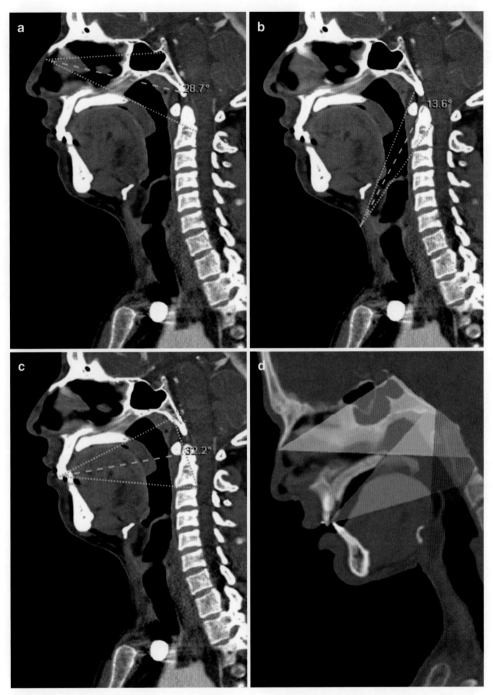

图9-4　CT显示手术路径和经内镜入路角度（a），经口入路（b）和经颈入路（c）。（d）三种
方法的常见手术区域重叠区

9.3 经鼻入路

标准经鼻/经蝶入路

操作定位

手术在全身麻醉下进行，患者仰卧位并经口气管插管。有时使用体感诱发电位进行神经监测，并根据需要进行脊柱牵引，以使齿状突更接近正常的位置。神经导航常用于手术入路的指导。

填塞口咽，以防止血液和分泌物从手术部位进入胃。患者仰卧，头部调整置于在头圈垫上或固定在Mayfield头架上。调整手术台，使患者处于半卧位。

手术原则

在2005年，卡桑（Kassam）等人[1]发表了第一篇关于通过内镜经鼻入路进行齿状突切除的报告。

内镜下经鼻入路包括双侧鼻孔入路。

卡桑[1]描述了一种经鼻扩大入路，用于齿状突切除术，该入路由鼻中隔皮瓣闭合的剥离，双侧上颌窦造口术，筛窦切除术，中鼻甲切除术后鼻中隔切除术，最后到达颅颈交界区的扩大蝶窦切除术组成。事实上，并不是所有的患者都需要切除蝶窦或中鼻甲。根据病变的位置，必要时对蝶骨底和（或）斜坡骨进行钻孔。烧灼后，在中线切开

后鼻咽部黏膜并垂直切开椎前肌，同时向两侧牵拉暴露寰椎前结节。可以使用钻头、刮匙和（或）Kerrison咬骨钳减压[8, 13]。

神经导航设备可以提供更准确的信息和指导。脑脊液漏和硬膜外静脉丛静脉出血在此中手术中较为常见。脂肪移植物混合纤维蛋白胶可以填充空腔。如果发生脑脊液漏，应该用脂肪移植物填塞整个蝶窦，也可能需要阔筋膜来加强闭合。移植物用鼻骨或软骨或钢板进行固定。双侧鼻内填充止血海绵（图9-5、图9-6和图9-7）。

术后护理

在发生较重的脑脊液漏后，要进行一段时间的腰大池引流。

优点

• 并发症发生率低

缺点

• 进入上斜坡受限

禁忌证

• 鼻咽部活动性感染

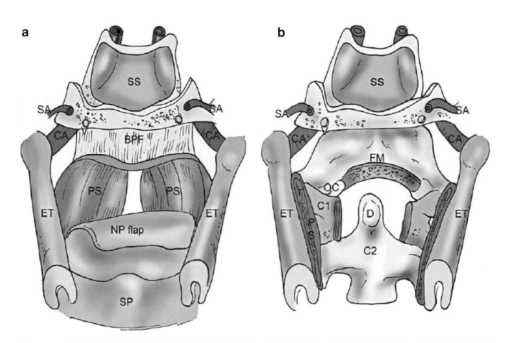

图9-5 普雷苏蒂等对经鼻/经蝶入路的描述。（a）创建U形鼻咽皮瓣来识别椎前结构；（b）齿状突和前结节的暴露

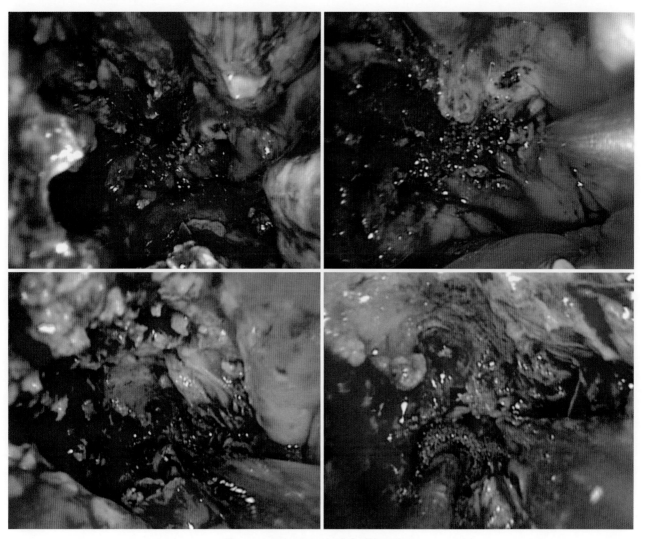

图9-6　鼻咽U形皮瓣来暴露椎前结构

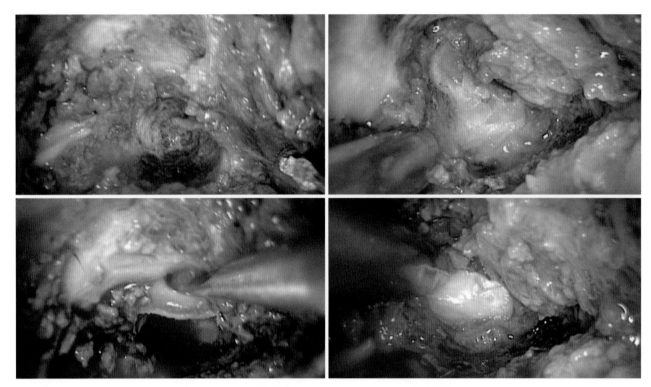

图9-7 显露寰枢关节（C1和C2）；切除齿突

9.4 经口入路

经口入路可以直接沿中线位置到达颅颈交界区，特别适用于硬膜外病变，例如，脊索瘤、软骨肉瘤、骨巨细胞瘤、类风湿性或变性血管翳[2, 9, 10, 13]。

通道暴露的大小取决于患者的张口程度：硬腭到颅颈交界区的位置限制了通道的上界，而下颌骨和舌根部限制了通道的下界。为了获得良好的视界，张口程度至少需要上下齿间距2.5～3 cm[11]。

大多数情况下，可以通过简单的牵开软腭和舌暴露颅底到C2水平，而不需要切除口腔内的软组织。

扩大经口入路可以扩大切口，切开部分可能阻碍术者直视病变的面骨来实现。这些入路包括经上颌骨入路（Le Fort I上颌骨切除术），经上颌骨并腭中裂入路（扩大"开门"上颌骨切除术），或常用的经唇腭舌中线切开入路（经腭裂）（在本章有描述）（图9-8）[11, 13]。

优点
- 能暴露颅底到C2水平
- 并发症发生率低（标准经口入路）

缺点
- 张口受限或咽部软组织肿大影响术野暴露
- 并发症发生率高（扩大经口入路）

禁忌证
- 鼻咽部活动性感染
- 血管（椎动脉或基底动脉）位于病变腹侧或者被病变包绕

可能的并发症
- 吞咽困难
- 鼻音改变
- 腭咽闭合不全
- 脑脊液漏

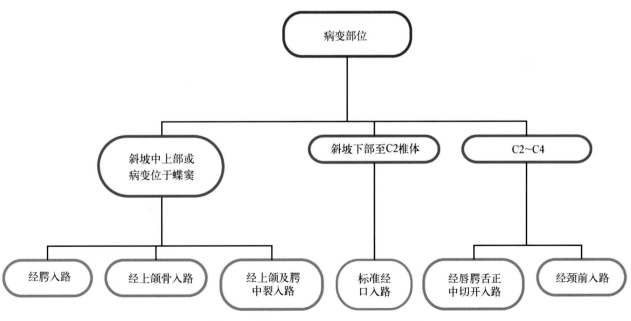

图9-8 病变部位与椎前入路方式的关系

9.4.1 经下颌舌正中入路

特罗特（Trotter）[15] 在1929年首次对这种入路进行描述，用来切除中线部位舌根部及咽后壁的肿瘤。如果病变位于颅颈交界区下部甚至远达C2到C4椎体水平，不能通过标准的经口入路切除，也可采用此种入路。

9.4.1.1 手术体位

手术一般在全身麻醉下进行；在这类病例中强烈推荐术前气管切开。

9.4.1.2 手术原则

如图9-9所示，自下唇中点取中线切口经下颌突向下延伸至舌骨。切开皮肤和黏膜。预置钛板螺钉以备复位时使用。阶梯形切开下颌骨，以便于精确复位。沿舌正中沟切开，向后延伸至舌会厌正中襞。这样，舌下神经的分支和营养血管得以保存（图9-10）。将下颌骨与舌分别向两侧牵开，在前方的颌下腺管之间切开，并向下延伸至舌骨水平，切开整个口腔底部。可以打开咽后壁，暴露斜坡中下区域至C3～C4（图9-11a）。

关闭切口时，用可吸收缝线缝合舌与黏膜。劈开的下颌骨用预置的钛板螺钉复位固定，尼龙线缝合皮肤（图9-11b，c，d）。

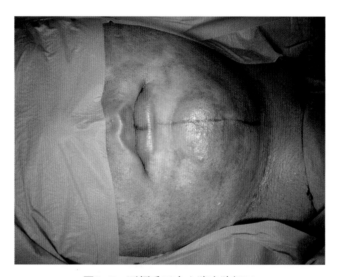

图9-9 下颌舌正中入路皮肤切口

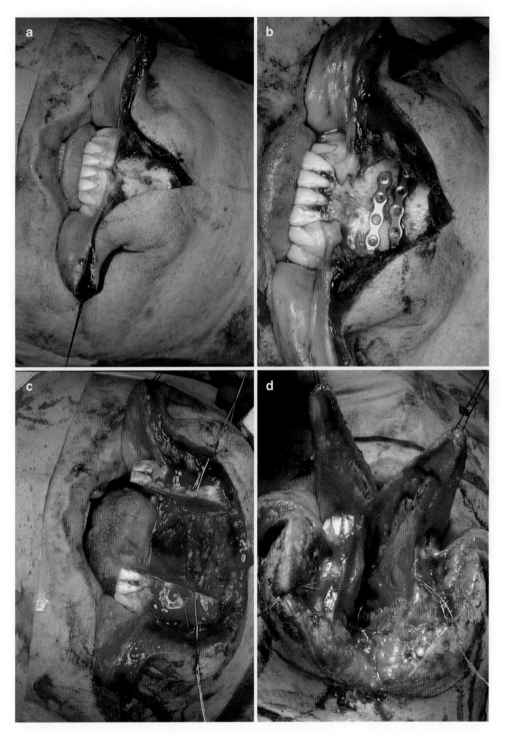

图9-10　经下颌骨入路至颅颈交界区。(a) 沿中线切开下唇；(b) 切开下颌骨前预置钛板螺钉。(c, d) 沿中线劈开舌以保护主要的血管和神经

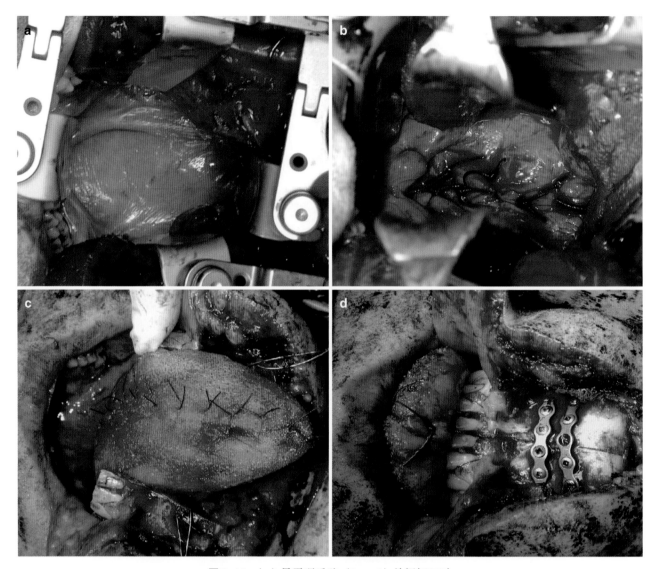

图9-11 (a)暴露咽后壁;(b～d)关闭切口时

9.4.2　内镜下经口入路

2002年，弗伦蓬·博鳌渡（Frempong-Boaudu）首次报道了7例内镜下经口入路的颅颈交界区手术[3]。

内镜下经口入路的暴露方法是使用1或2根橡胶管（图9–12a）系在悬雍垂上，经鼻孔向头侧牵拉牵开软腭。与标准经口入路相同，使用Spetzler-Sonntag口腔牵开器牵开口腔和舌。将内镜伸入口腔，以显露咽后壁。使用咽部正中切口，显露C1～C2区域（图9–12b～d）。使用显微器械切除病变并对颅颈交界区进行减压。因为可以通过内镜引导以观察腭周，故使用内镜可以更好地暴露腭上水平。

9.4.2.1　手术原则

术者通过触摸寰椎前结节来定位中线。接着使用细头单极电刀沿中线纵向切开咽后壁，暴露范围需超过要切除病变的范围，然后逐层切开黏膜、咽部肌肉中缝和前纵韧带直至骨面。

在骨膜下剥离前纵韧带，直至寰椎前弓和枢椎椎体。将颈长肌和头长肌游离至外侧，并用齿状牵开器固定。因毗邻颈内动脉，所以向侧方暴露范围不超过1.5 cm。

9.4.2.2　寰椎前弓的切除和齿状突切除术（内镜下辅助手术步骤）

下文介绍在无肿瘤（如类风湿血管翳、颅底凹陷等）的情况下切除寰椎前弓和齿状突尖部的过程。但是，对于硬膜外肿瘤病例而言，可能需要切除齿状突以获得更深的显露。

辨识斜坡、寰椎前弓和齿状突基底部的边界；并使用显微器械分离软组织结构。

使用磨钻和椎板咬骨钳切除寰椎前弓下部，尽可能保留上缘。有时也需要完全切除寰椎前弓。在切断齿状突尖部之前，需将齿突尖韧带和翼状韧带从齿状突上离断，以防止游离后的齿状突尖部往斜坡方向回缩。使用磨钻磨除齿状突基底部前半部分，后半部分使用椎板咬骨钳咬除，将齿状突尖部向前下方牵拉取出。

如果出现血管翳，应切除横韧带、覆膜和其他剩余韧带。

9.4.2.3　硬膜外肿瘤的切除

齿状突切除术后，切除横韧带和覆膜需要注意辨识硬膜。硬膜外软组织病变可使用显微器械、磨钻、刮匙和椎板咬骨钳进行分块切除。如果肿瘤已累及韧带，则必须将其切除。如肿瘤侵犯到硬膜，则必须在不损伤基底动脉、穿支、脑干等硬膜下结构的前提下将其切除[11]。

如果肿瘤或手术入路造成了硬膜的破裂，术者可用自体或异体筋膜、脂肪和纤维蛋白胶对硬膜进行多层修补。在修补过程中避免放置过多脂肪，因为这可能压迫神经。可使用腰大池引流以降低脑脊液压力。同时，有必要使用1周抗生素。

如果肿瘤破坏了枕骨髁或造成其穿孔，术者应注意避免损伤走行于髁前1/3舌下神经管中的舌下神经。

术中可将造影剂注入硬膜外间隙造影来评价减压程度。

可置入可吸收止血材料进行止血。使用薇乔缝线单层[7]或双层[11]对黏膜、咽部肌肉和韧带进行间断或连续缝合，以确保牢固的组织闭合。

9.4.2.4　手术后护理

在大多数情况下，术者在术后立即拔除气管插管，除非术者担心患者有困难气道。

留置鼻饲管以确保患者第一周的肠内营养，之后患者可经口进食软性食物。

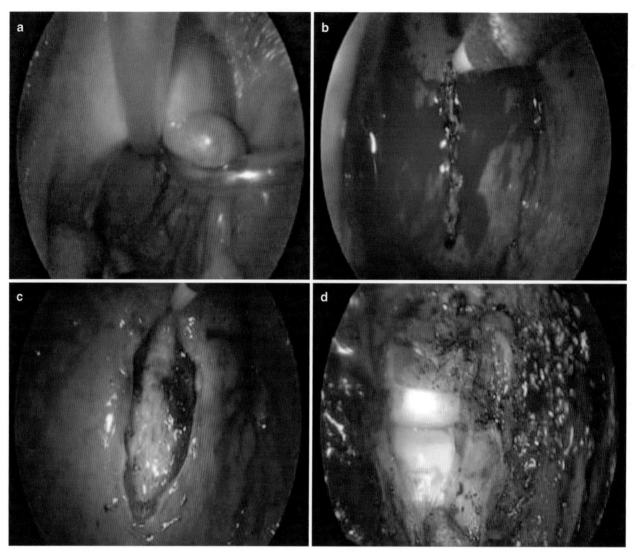

图 9-12　内镜下经口入路。(a ~ c) 从黏膜到椎前筋膜 ;(d) 暴露齿状突畸形 (游离齿状突)

9.4.3 内镜下经鼻—经口联合入路

对于该入路，暴露方法为上述两种入路方法的组合。将内镜和手术器械通过口、鼻分别置入术野，可以在减少剥离的情况下最大限度地进行显露。因为同时获得了腭上、腭下的视野，故减压变得更容易。

内镜下联合入路的最大优点是让通过口腔向两侧暴露变得可能，这超出单纯经鼻入路的暴露范围。

图9-13报告了内镜下经鼻和经口入路的局限性、优点和缺点[4]。

表 入路的局限性、优点和缺点		
	经鼻	经口
暴露上限	蝶骨平面	斜坡下部
暴露下限	枢椎椎体	第3颈椎椎体
暴露侧方极限	翼突内侧板	咽旁颈动脉
	咽鼓管	
	鼓室结节	
暴露宽度	两侧鼓室结节间	两侧咽旁颈动脉之间
平均值（范围）mm	18.7（15.1～22.5）	41.6（36.0～47.0）
到达齿状突尖部的距离	较短（3）	更长（3）
到达寰椎和斜坡下部的入路方向	直达	成角向上
优点	头端暴露更好	更宽的入路，不受鼻甲和鼻中隔的影响
	直达斜坡和寰椎	尾侧暴露更好
	工作距离较短	更易于操作器械和缝合
	无须劈开上颌、舌以及下颌即可到达斜坡中上部	减少咽鼓管、岩部颈动脉和翼管神经的损伤风险
	避免舌头回缩和牙齿损伤的风险，减少气管切开的必要性	
	可能降低脑脊液漏和脑膜炎的发生率	
缺点	狭窄的操作空间	较长的操作距离
	鼻甲和鼻中隔限制手术暴露范围	斜坡的暴露有限
	有损伤咽鼓管、岩部颈动脉和翼管神经的风险	切口浸泡在唾液中，可能增加脑膜炎发生率
		舌肿胀坏死
		需要劈开软腭、硬腭、舌以及下颌才能到达斜坡中上部，术后可能出现偏颌语音、鼻腔反流和腭咽闭合不全
		增加气管切开的风险

图9-13 经鼻和经口入路的比较（摘自 Askin Seker et al[4]）

9.4.3.1 不同入路的优缺点（表9-2）

表9-2 不同入路的优缺点

内镜下经口入路	传统经口入路
各个方向上更好的暴露	暴露有限
不同视角	视角有限
两名术者协同操作	一名术者单独操作
较低的并发症发生率	低或高的并发症发生率
二维视角	三维视角
可以对一些在解剖上具有挑战的病例进行手术	张口的大小限制了操作空间
关闭切口较为困难[6]	关闭切口较为简单
口外入路	经口入路
暴露仅限于斜坡区域	可以暴露斜坡周围及下颈椎区域
无感染风险	感染风险

9.4.4 机器人辅助下经口入路

与传统经口入路相比，机器人辅助下经口入路（transoral robotic, TORS）可以进行微创手术治疗，这可以降低并发症发生率并简化暴露过程。暴露范围可以从斜坡下部延伸至C3。

我们在该入路中使用达芬奇手术系统。我们从尸体解剖中获得入路主要标志的经验（图9-14）。

手术原则

我们使用了三臂达芬奇系统（含一把5 mm马里兰镊，一把5 mm铲形单极电刀，以及一个装有30°摄像机的内镜臂，可为人们提供三维立体视野）。床旁助手还需要进行吸引和烧灼止血；在同一手术室中，主刀医生坐在控制台旁边（图9-15）。

在达芬奇实验室进行尸体解剖后，再将这种入路用于患者。

患者头部后仰无须固定，常规行经口气管插管全身麻醉。

使用Feyh-Kastenbauer或Davis Meyer口腔牵开器经口进行暴露。

将两根鼻饲管插入鼻腔，并将其缝合在悬雍垂上以上提软腭，从而更好地暴露口咽和鼻咽的后壁（图9-16）。

机器人辅助下经口入路提供的手术视野较为广阔，从鼻咽和咽鼓管直至喉咽部。

使用达芬奇系统的单极电刀制备一个倒U形皮瓣，经黏膜层、黏膜下层、椎前肌直至寰椎、枢椎骨膜。

将皮瓣向下翻至喉咽部即可暴露颈椎或病变区域。

与传统入路相比，制备倒U形皮瓣是可行的，这更有助于手术操作和关闭切口。与正中切口相比，由于咽缩肌的位移更少，U形皮瓣切口裂开风险极小。而且在吞咽过程中通过切口的唾液量更少（图9-17）。

因为没有适用于达芬奇手臂的磨钻，此时手术转为"标准"经口入路。这种入路暴露范围较宽，上至斜坡下到C3～C4。图中所示为使用机械臂切除软组织和前纵韧带后的寰椎下方和枢椎基底部。使用磨钻磨除寰椎前弓。切除齿状突（图9-18）。

此时使用达芬奇系统的巨大优势就展示出来了。机器人辅助下经口入路（TORS）很容易重建黏膜瓣。与单针缝合相比，首选使用V-Loc™缝线器械的双向连续缝合，这避免了打结。因为在鼻咽部打结可能很困难且耗时较长。黏膜瓣的连续缝合是水密的，可防止裂开（图9-19）。

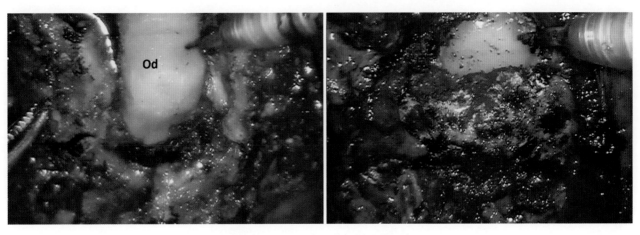

图9-14　Od：齿状突解剖及其切除

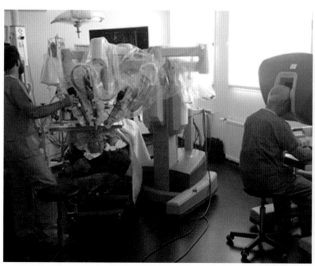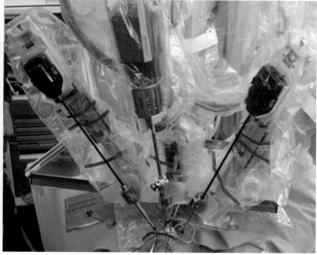

图9-15 尸体解剖实验室的达芬奇系统

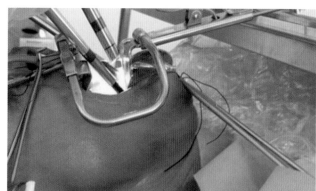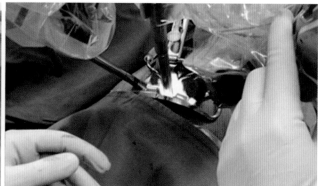

图9-16 开口器和达芬奇器械的定位

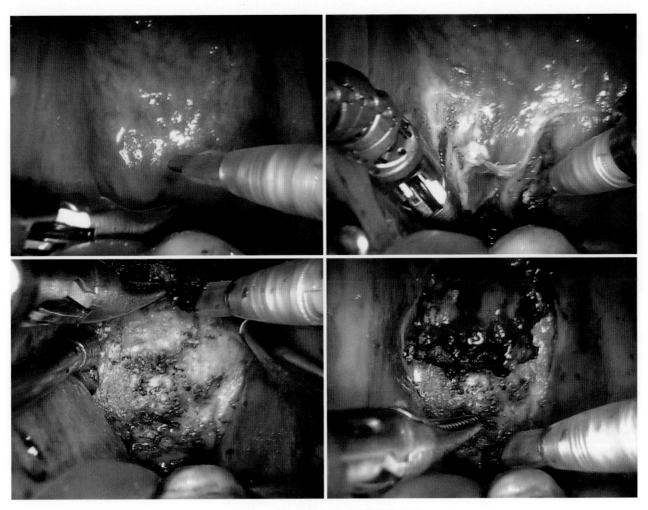

图9-17 提U形皮瓣以暴露椎前筋膜

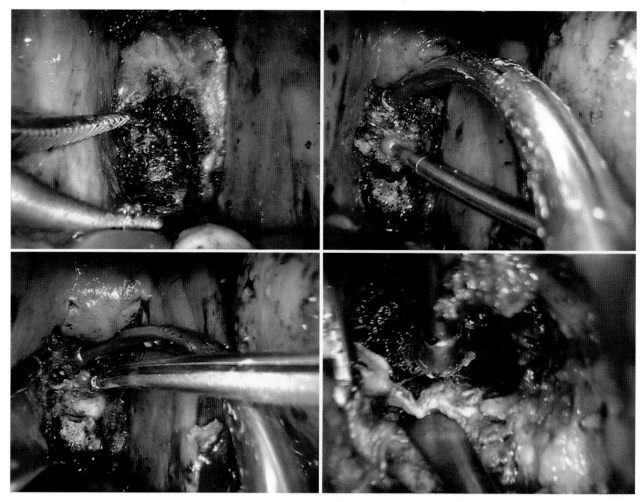

图9-18　颅颈交界区的解剖和齿状突磨除

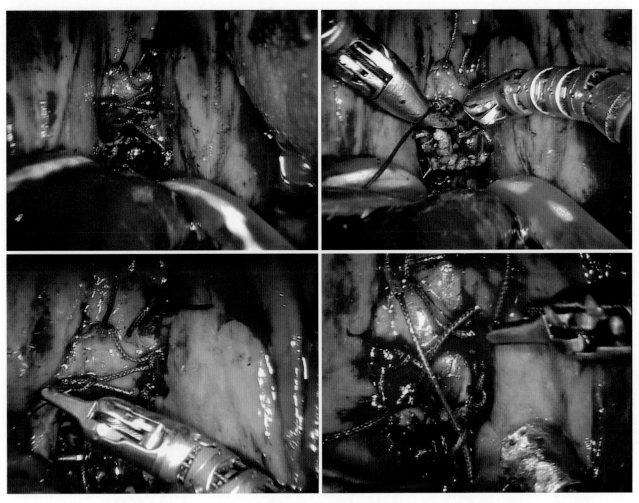

图9-19 鼻咽部缝合

9.5 经颈入路

9.5.1 标准经颈入路

该入路（图9-20）在前路和外侧入路中进行了很好地描述（见第2章2.1）。

9.5.2 内镜下经颈入路

经鼻进行气管插管。患者取仰卧位。术中监测体感诱发电位和运动诱发电位。患者颈后放置肩垫使得颈部略过伸。

采用上颈椎入路，头侧可以暴露至寰椎前结节水平。向两侧游离颈长肌可以暴露枢椎腹侧。因为椎动脉可能位于枢椎腹侧，所以此时必须注意避免损伤椎动脉。神经导航系统对于识别主要解剖标志非常有用。一把0或30° 4 mm内镜与内镜臂相连或由主刀医生使用。第一助手和第二助手负责牵开和吸引（图9-21）。

然后使用无框架立体定向导航系统和可视化内镜进行手术。首先在寰椎前弓后部和齿状突之间进行切除手术。向头侧磨除，直到齿状突尖部。然后沿齿状突长轴以"自上而下"的方式，切除所有的骨骼。以自上而下的方式切除齿状突避免了齿状突尖端变得游离和难以切除的问题。通过内镜直视和立体定向神经导航持续监测切除术的进展（图9-2）。在切除齿状突时，不切除齿突尖韧带和横韧带，它们在切除骨骼时可作为保护硬膜的屏障。骨切除完成后，再切除韧带（横韧带、翼状韧带和齿突尖韧带）和所有的血管翳，以暴露深部的硬膜。切除这些结构后，颈椎处于不稳定的情况。在某些情况下（特别是寰枕融合的患者），寰枢椎之间是不稳定的。然而，对于大多数患者，从枕骨到枢椎都是不稳定的。对于单纯寰枢椎不稳的患者，可以经相同的入路，置入双侧前路经关节螺钉对寰枢椎关节进行固定和融合，以完成前路关节固定融合术。如果解剖结构不合适或失稳范围更广，则需要二期的枕颈融合（图9-22）。

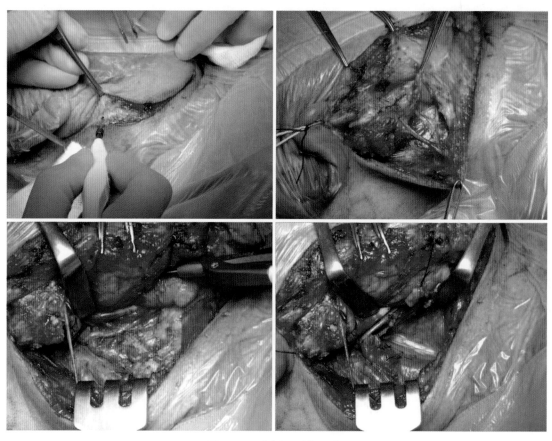

图9-20 右侧上颈椎入路

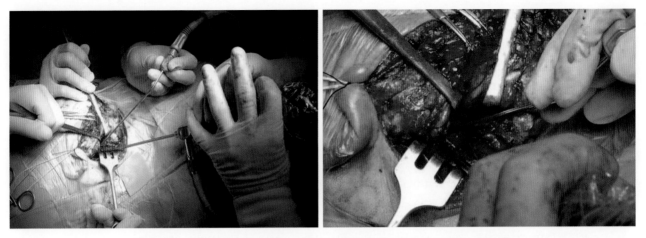

图9-21　右侧上颈椎前路手术。配备内镜的术者和配备牵开器的2名助手

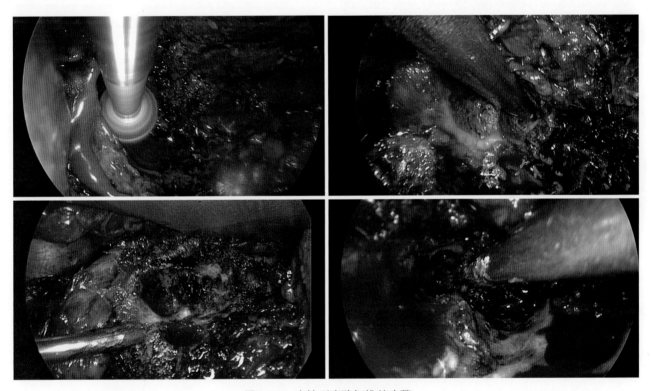

图9-22　内镜下磨除枢椎的步骤

参考文献

［ 1 ］ Kassam AB (2005) The expanded endonasal approach: a fullyendoscopictransnasal approach and resection of the odontoid process: technical case report. Neurosurgery 57(1 Suppl): E213.

［ 2 ］ Ammirati, Bernardo (1999) Management of Skull Base Chordoma.Crit Rev Neurosurg: CR 9(2): 63-69.

［ 3 ］ Frempong-Boadu AK, Faunce WA, Fessler RG (2002) Endoscopically assisted transoral-transpharyngeal approach to the craniovertebral junction. Neurosurgery 51(5 Suppl): S60-S66.

［ 4 ］ Seker A (2010) Comparison of endoscopic transnasal and transoral approaches to the craniovertebral junction. World Neurosurg 74(6): 583-602. doi: 10.1016/j.wneu.2010.06.033.

［ 5 ］ Baird CJ, Conway JE, Sciubba DM, et al (2009) Radiographic and anatomic basis of endoscopic anterior craniocervical decompression: a comparison of endonasal, transoral, and transcervical approaches. Neurosurgery 65(6 Suppl): 158-164.

［ 6 ］ Dlouhy BJ (2015) Evolution of transoral approaches, endoscopicendonasal approaches, and reduction strategies for treatment of craniovertebral junction pathology: a treatment algorithm update.Neurosurg Focus 38(4): E8. doi: 10.3171/2015.1.FOCUS14837.

［ 7 ］ Dickman CA, Spetzler RF, Volker KH Sonntag (1998) Surgery of craniovertebral junction (1st edition) Thieme.

［ 8 ］ Grammatica A, Bonali M, Ruscitti F, et al (2011) Transnasal endoscopic removal of malformation of the odontoid process in a patient with type IArnold-Chiari malformation: a case report. Acta Otorhinolaryngol Ital : Organo Ufficiale Della Società Italiana Di Otorinolaringologia EChirurgia Cervico-Facciale 31(4): 248-252.

［ 9 ］ Menezes H, VanGilder JC (1988) Transoral-transpharyngeal approach to the anterior craniocervical junction. Ten-year experience with 72 patients. J Neurosurg 69(6): 895-903. doi: 10.3171/jns.1988.69.6.0895.

［ 10 ］ Menezes H, Traynelis VC, Gantz BJ (1994) Surgical approaches to the craniovertebral junction. Clin Neurosurg 41: 187-203.

［ 11 ］ Liu JK, Couldwell WT, Apfelbaum RI (2008) Transoral approachand extended modifications for lesions of the ventral foramen magnum and craniovertebral junction. Skull Base: Off J North AmSkull Base Soc 18(3): 151-166. doi: 10.1055/s-2007-994288.

［ 12 ］ Bambakidis NC, Dickman CA (2012) Surgical of craniovertebral junction (2^{ed} edition) Thieme.

［ 13 ］ Shaha R (1993) Transoral-transpharyngeal approach to the uppercervical vertebrae. Am J Surg 166(4): 336-340.

［ 14 ］ Komotar RJ (2010) Approaches to anterior and anterolateral foramen magnum lesions: a critical review. J Craniovertebr Junction Spine 1(2): 86-99. doi: 10.4103/0974-8237.77672.

［ 15 ］ Trotter W (1929) Operations for malignant disease of the pharynx.Br J Surg 16(63): 485-495. doi: 10.1002/bjs.1800166310.

颈椎前路和侧方入路

10

M.吉雷利，F.马蒂奥利，G.莫利纳里和L.普雷苏蒂

10.1 颈椎前路

文献报道颈椎前路手术术后并发症的发生率较高。

1958年鲁滨逊（Robinson）和史密斯（Smith）[1]率先采用颈椎前路手术。在随后几年中，该入路已用于多种类型的脊柱病变，包括肿瘤、感染、退行性疾病和创伤。

一些文献报道了不同颈椎区域的入路[1-8]。

颈椎前路手术可以从颅颈交界区（craniovertebral junction, CVJ）延伸到颈胸交界区（cervical thoracic junction, CTJ）。显然，该入路延伸与否取决于我们需要治疗的病变。然而，从微创手术到一步步扩大解剖入路，最重要的就是控制所有的风险因素，尤其是血管神经结构损伤的风险。

我们的目的是用精确的方法从解剖学到外科学来分析这种手术技术，包括：

- 目标的描述
- 解剖关键点
- 操作要点和潜在并发症

无论对于初学者还是资深术者，这种方法都有助于安全操作。

10.1.1 初步步骤

患者体位已在具体章节中有过介绍。

入路侧别的选择取决于病变的颈椎节段及其具体位置。

右利手医生倾向于右侧入路，如果暴露阶段低于C6椎体，标准入路是左侧，这是为了减少喉返神经损伤的风险，因为左侧喉返神经是沿气管食管沟垂直上行的，而右侧喉返神经是斜行的。然而右侧入路可以降低医源性食管损伤的风险，因为食管具有左侧生理性弯曲，从右侧入路可以更好地显露至椎前。

诚然，颈部是人体最复杂的区域之一，牢记从体表到椎前平面不同的解剖标志对于充分的理解和运用此手术技术很有必要。

术者必须识别的体表解剖标志：（图10-1，图10-2，图10-3和图10-4）

- 乳突
- 胸锁乳突肌前缘
- 舌骨
- 环状软骨
- 胸骨切迹

- 下颌角
- 锁骨上缘

一些研究将喉部解剖标记与颈椎节段相对应：

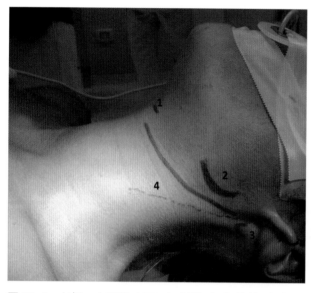

图 10-1　左侧。上颈椎（UCS）入路：（1）舌骨；（2）下颌角；（3）乳突尖；（4）胸锁乳突肌前缘

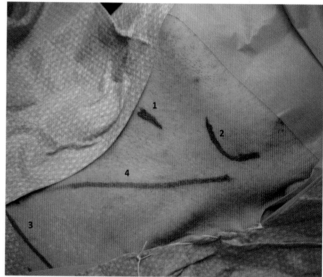

图 10-2　左侧上颈椎入路：（1）舌骨；（2）下颌角；（3）切口线

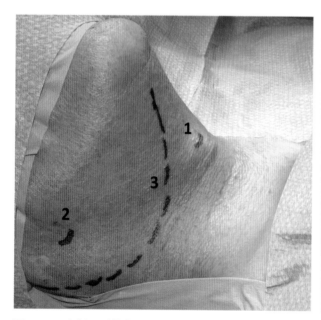

图 10-3　左侧。颈椎中段（MCS）入路：（1）舌骨；（2）下颌角；（3）锁骨；（4）胸锁乳突肌前缘

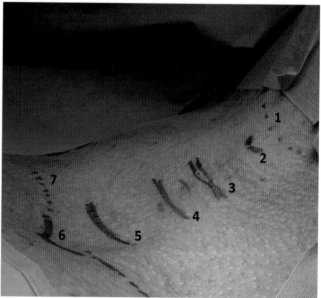

图 10-4　颈中线：（1）舌骨；（2）甲状软骨切迹；（3）甲状软骨下缘；（4）环状软骨；（5）气管切开切口线；（6）胸骨上切迹；（7）锁骨

解 剖 标 志	椎 体 水 平
舌　骨	C3 ～ C4
甲状软骨	C4 ～ C5
环状软骨环	C6 ～ C7
颈动脉结节	C6

四个解剖结构将颈椎分为三个节段（示意图10-1）

- 从颅颈交界区到C3：上颈椎（UCS）
- 从C3到C6：中颈椎（MCS）
- 从C6至T2：下颈椎-颈胸交界区（CTJ）

颈椎前路可以到达以上三个节段，且手术并发症的发生率较低。

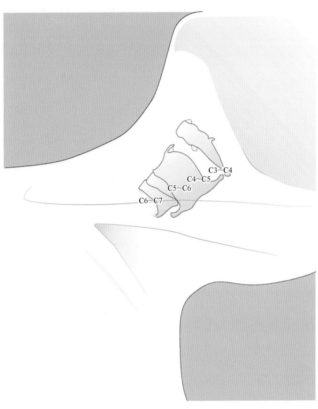

示意图10-1　喉部标志与颈椎椎体的关系

10.1.2 上颈椎（示意图10-2；图10-1和图10-2）

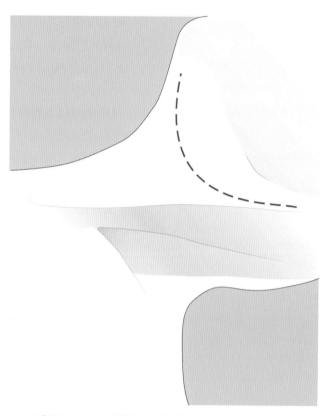

示意图10-2 上颈椎入路的手术切口（Sebileau术式）

10.1.2.1　手术第一步：切开皮肤

根据Sebileau的定义，切口位于下颌下区。在下颌骨边缘下方至少2指宽处。其长7～8 cm，由下颌角延伸至颈部中线靠近舌骨处。在体表提前识别颈外静脉以防意外损伤。切口深度只需包括皮肤及皮下组织，尽量不包括颈阔肌（示意图10-3，图10-5、图10-6和图10-7）。

示意图10-3　切开皮下组织以暴露颈阔肌

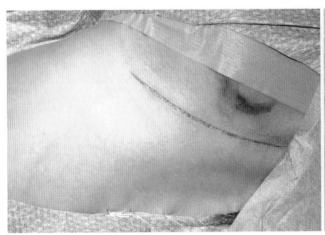 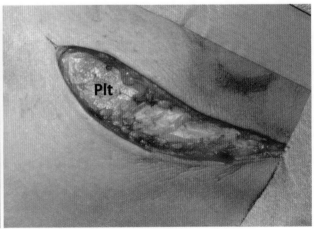

图10-5和图10-6　左侧：下颌下区切口（Sebileau术式），显露颈阔肌（Plt）

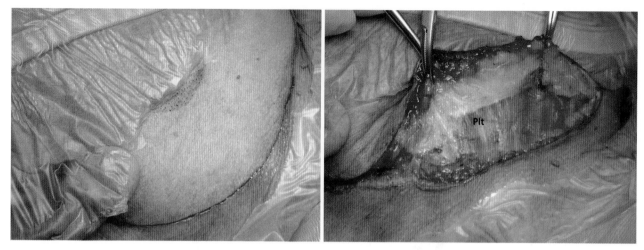

图 10-7　右侧：下颌下区切口（Sebileau 术式），显露颈阔肌（Plt）

10.1.2.2 手术第二步：剥离颈阔肌下皮瓣

切开皮肤后，游离由皮下组织和颈阔肌形成的颈浅筋膜（superficial cervical fascia, SCF）。然后将皮瓣上提至下颌骨下缘上方，以显露颈深筋膜浅层（superficial layer of the deep cervical fascia, SLDCF）。

要记住的是在此解剖平面上，面神经下颌缘支靠近下颌骨体下缘走行（图10–8）。

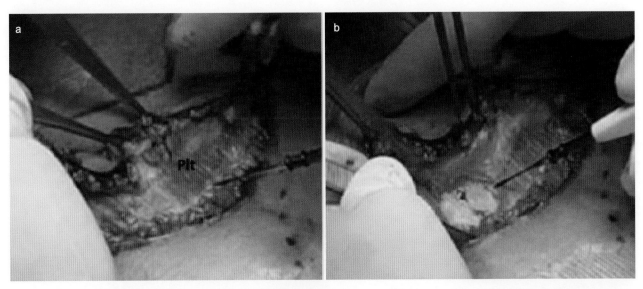

图10–8　左侧：（a）游离皮下组织后显露颈阔肌。（b）切开颈阔肌，上抬颈阔肌下皮瓣，以显露颈深筋膜浅层SLDCF

解剖关键点（图 10-9、图 10-10 和图 10-11；
示意图 10-4）

1. 胸锁乳突肌（SCM）
2. 颈外静脉（EJV）
3. 耳大神经（GAN）
4. 下颌下腺（SG）
5. 面静脉（FV）
6. 面神经下颌缘支（图 10-12）

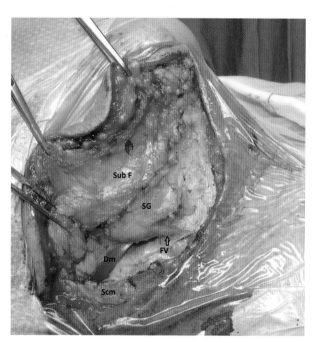

图 10-9 右侧：提起颈阔肌下皮瓣（Sub F）。暴露解剖标志：二腹肌（Dm）、胸锁乳突肌（SCM）、面静脉（FV）和下颌下腺（SG）

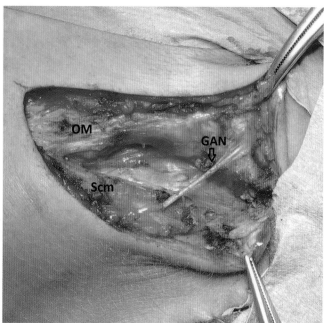

图 10-11 左侧：胸锁乳突肌（SCM）、耳大神经（GAN）和肩胛舌骨肌（OM）

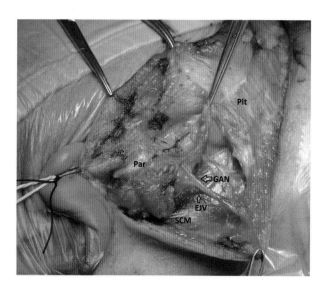

图 10-10 右侧：暴露解剖标志。颈部较短的患者的腮腺位置较低。颈外静脉（EJV）、耳大神经（GAN）、胸锁乳突肌（SCM）和颈阔肌的最后一部分（Plt）

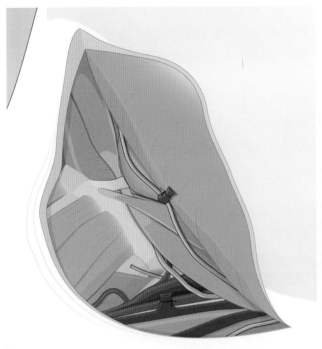

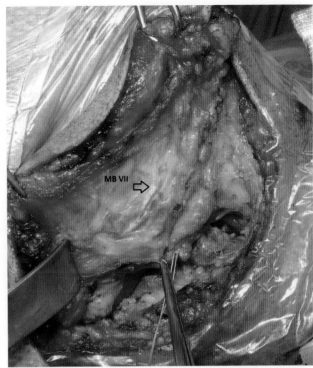

示意图 10-4　该示意图显示了解剖标志。尤其强调结扎面静脉并翻转，以保护面神经下颌支（Hayes-Martin 方法）

图 10-12　面神经下颌支（MB Ⅶ）走行于颈浅筋膜内的证据

要点

1. 明确术野的下界。

2. 切皮前识别体表的颈外静脉有助于更好地识别和保护解剖结构。颈外静脉起源于腮腺导管处，从耳后静脉和下颌后静脉后支汇合处穿出，在下颌角水平穿入胸锁乳突肌区，斜行跨过肌肉侧面。在剥离过程中，可能需要将其结扎。

3. 耳大神经起源于胸锁乳突肌后缘Erb's点。与颈外静脉并行，走行于颈外静脉浅层的肌肉中。它支配腮腺和耳部皮肤的感觉。在分离时，术者通常会先找到颈外静脉。而后在颈外静脉外侧头端大约1 cm的位置可找到耳大神经。

4. 辨认下颌下腺是非常重要的一步，它是识别并保护面神经下颌缘支的一个基本解剖标志。下颌下腺位于颈深筋膜浅层，而面神经下颌缘支位于颈阔肌与颈深筋膜浅层之间。

5. 面静脉位于二腹肌上方。为保证术中安全分离，可将面静脉游离结扎并向头端牵开（Hayes-Martin方法）。这种方法可以有效保护面神经下颌缘支，因为90%的情况下，神经走行于面静脉上方，其他10%情况下神经位于面静脉内侧（图10-13和示意图10-3）。

6. 术者必须清楚面神经下颌缘支的位置，该神经走行于下颌下腺的筋膜。当神经低于下颌骨下缘时可被识别。在年轻的患者中，神经在下颌骨下缘以上水平中走行。然而在老年患者中，下垂的下颌下腺可将神经向下牵拉，当提起皮瓣时，必须紧贴着颈阔肌进行游离。一旦发现面神经下颌缘支，可将其向头端牵开（图10-12）。

潜在并发症

意外的损伤颈外静脉或面静脉不会导致灾难性的出血，但会影响分离过程中的手术视野。

耳大神经损伤可导致耳部周围皮肤感觉减退，因此，需将该神经保留下来。

面神经的下颌缘支可能在上提颈阔肌下皮瓣过程中损伤。在该神经麻痹的病例中，患者在微笑时出现轻微的鼻唇沟变浅。

10.1.2.3 手术第三步：在胸锁乳突肌前方剥离颈深筋膜浅层

颈阔肌深面是"封套筋膜"或颈深筋膜浅层（SLDCF）。它像项圈一样环绕颈部，但在胸锁乳突肌和斜方肌分层，将二者包绕。在后方附着于项韧带。

颈深筋膜浅层必须沿着胸锁乳突肌前缘切开，向侧方牵开胸锁乳突肌暴露以下部分结构：

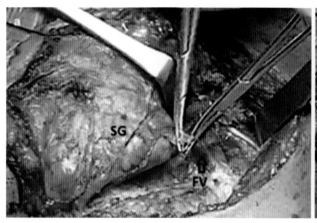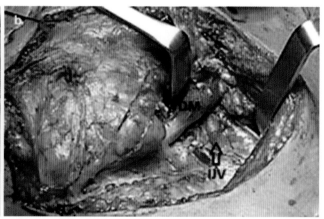

图10-13 左侧：（a）结扎的面静脉（FV），穿过下颌下腺（SG）。（b）Hayes-Martin方法及暴露颌下腺下的二腹肌（DM）

解剖关键点（图10-14a、图10-15和图10-16；示意图10-5）

1. 二腹肌（DM）
2. 甲舌面静脉干（TLF）（图10-14b）
3. 颈动脉鞘或神经血管束
4. 脊副神经（SAN）
5. 舌骨（HB）
6. 茎突舌骨肌
7. 舌下神经（HN）
8. 甲状腺上动脉（STA）
9. 喉上神经（SLN）
10. 舌动脉（LA）
11. 面动脉（FA）
12. 颈外动脉（ECA）
13. 颈内动脉（ICA）

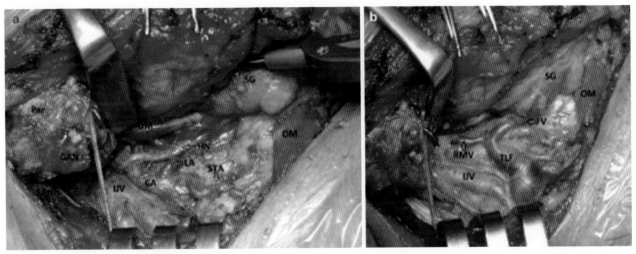

图10-14 右侧：（a）脊髓副神经（SAN）、耳大神经（GAN）、二腹肌后腹（DM）、肩胛舌骨肌（OM）、颌下腺（SG）、颈内静脉（IJV）、颈外动脉（CA）、舌下神经（HN）、甲状腺上动脉（STA）和舌动脉（LA）。（b）结扎后的颈外静脉（EJV）、颌后静脉（RMV）、面静脉（FV），它们汇合为甲状腺舌-面静脉干（TLF）、颈内静脉（IJV）、颌下腺（SG）、肩胛舌骨肌（OM）

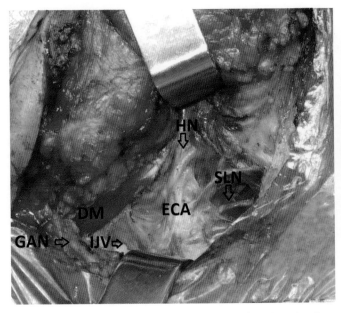

图10-15 右侧：二腹肌后腹（DM）、舌下神经（HN）、喉上神经（SLN）、耳大神经（GAN）、颈内静脉（IJV）和颈外动脉（ECA）

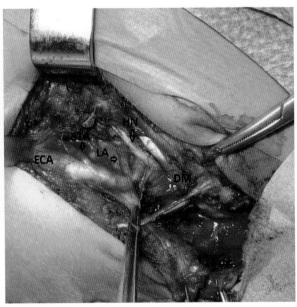

图10-16 左侧：二腹肌后腹（DM）、颈外动脉（ECA）、舌下神经（HN）、甲状腺上动脉（STA）和舌动脉（LA）

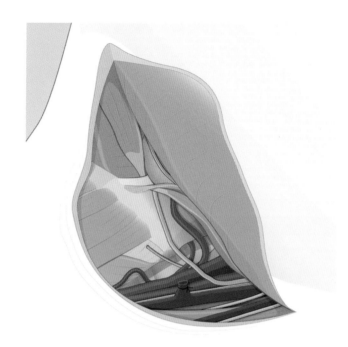

示意图 10-5 该示意图用简图显示了所有手术操作中的解剖标志，在上半部分我们找到了颌下腺，面神经下颌支以及牵开的二腹肌。在二腹肌下方有面动脉，舌动脉，颈外动脉的分支，穿行于颈外动脉上方的舌下神经。舌骨下方是甲状腺上动脉和喉上神经。在颈内静脉的起始处甲状腺舌—面静脉干已结扎。从侧方我们可看到脊髓副神经、颈外静脉和耳大神经

要点

目标是识别三个主要结构：（图10-17和图10-18；示意图10-6）

- 二腹肌
- 舌下神经
- 喉上神经

一旦你掌握了这三个解剖标志，到达椎体层面就会变得非常安全：

1. 我们找到二腹肌的后腹，斜向前下进入舌骨，在那里，其中间肌腱连于舌骨及其大角，接着，其后腹与前腹相连续。二腹肌被称为"医生的朋友"，因为只要辨认出二腹肌，那么其下方就有可能找到重要的结构如神经血管束和甲舌面静脉干等。

2. 甲舌面静脉干走行于胸锁乳突肌深面二腹肌上方，最终汇入颈内静脉。甲舌面静脉干由甲状腺静脉、咽静脉、舌静脉以及面静脉合并而成，作为一支独立静脉汇入颈内静脉，有时这些静脉可以单独汇入颈内静脉。在下颌角的前下方，面静脉接受下颌后静脉的血液，然后汇入颈内静脉。甲舌面静脉干汇入颈内静脉，应将其紧贴颈内静脉汇入口进行结扎，或可仅将面静脉进行结扎（图10-14b）。

3. 颈动脉鞘结构的构成是：颈内静脉位于外侧，颈动脉位于内侧，两支血管形成二面角，以及位于后方的迷走神经。在分离过程中首先被发现的血管结构为外侧的颈内静脉，也可在二腹肌下方找到颈内静脉。

4. 脊副神经通常从二腹肌后腹开始向下走行，然后穿入胸锁乳突肌的深面。最后从胸锁乳突肌后缘中点穿出，并发出分支支配该肌肉。

5. 舌骨是颈部手术的基本标志，利用此入路，在舌骨下方我们可找到甲状腺上动脉和喉上神经。舌骨以上区域非常复杂，有一些解剖结构在后续章节会进行描述。

6. 茎突舌骨肌是由面神经支配，起源于颞骨的茎突，止于舌骨。这块肌肉与二腹肌位于同一平面，当手术需延伸至第2颈椎—颅颈交界区时，有必要对其进行解剖。

7. 舌下神经起自颈静脉孔内侧的舌下神经管，沿颈内静脉与颈内动脉之间横向走行，穿过颈内动脉浅层后到达茎突咽肌后缘。神经在舌动脉下方转折后止于舌骨舌肌后缘。二腹肌上缘、颈内静脉外侧和甲舌面静脉干下缘形成了三角结构，该结构对于辨认舌下神经很有帮助。

8. 甲状腺上动脉起自颈外动脉舌骨水平，分出喉上动脉后，向下走行至甲状腺上极。甲状腺上动脉是颈外动脉第一个分支。为了到达椎前层面，必须游离并结扎此动脉，甲状腺上动脉常位于舌骨下方，为了更安全的结扎甲状腺上动脉，我们应在靠近颈外动脉起始处进行操作。这样可以减少喉上神经损伤的风险。在操作过程中，甲状腺上动脉可能在术野中显露不充分，但如果不进行结扎，那么充分暴露椎体层面将变得非常困难和危险。术者应该记住，甲状腺上动脉的起源可能存在解剖变异，约有2%起自甲状腺舌动脉，有1%起自甲舌面动脉干（图10-19和图10-20）。

9. 喉上神经沿颈动脉鞘内侧走行，与颈动脉鞘形成角度。神经向内侧甲状舌骨膜走行，将甲状腺上动脉结扎后可找到该神经。

10. 舌动脉是颈外动脉第二个分支，是舌骨上方第一个分支。在它发出后与咽中缩肌伴行，在舌下肌后缘转为水平走行至舌骨大角，在舌骨大角上方大约0.5 cm处。Piragoff三角由二腹肌中间腱、舌下神经及下颌舌骨肌后缘组成，在此三角区域可找到舌动脉，舌动脉常位于二腹肌上方，舌下神经下方，或者一定可以在靠近血管发出的位置找到（图10-21、图10-22和图10-23）。

11. 面动脉是颈外动脉的第三个分支，它从二腹肌后腹的后方发出，从后方越过下颌下腺，先向后再向前，接着向下绕过下颌骨下缘表面再向上将其包绕，位于面静脉之前。结扎面动脉需在它发出部位进行，切开二腹肌是上颈椎入路和正确结扎面动脉所必需的（图10-24和图10-25）。

12. 颈内动脉向后方咽悬肌深部走行，终止于茎突内侧，之后继续向后内侧走行进入颈动脉管到达颅底，沿途无分支发出。

13. 颈内动脉在颈动脉三角中离开颈动脉鞘向前上方走行。我们需牢记颈外动脉通过走行于二腹肌与下颌舌骨肌外侧，和茎突舌肌与茎突咽肌内侧将喉后悬吊复合体分开。并发出八条分支：五条在二腹肌后腹下方颈动脉三角内，其余三条在其上方。术者只有沿着此动脉才能辨认到达颈椎的正确层面，该层面在血管结构内侧，内脏鞘外侧（图10-26）。

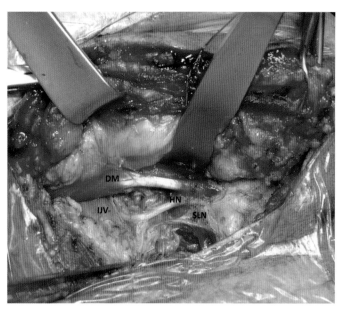

图10-17　右侧：三个基本解剖标志：二腹肌（DM）、舌下神经（HN）、喉上神经（SLN）、颈内静脉（IJV）

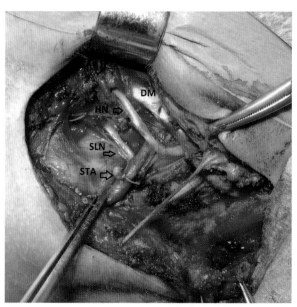

图10-18　三个基本解剖标志的左侧。自上而下依次为：二腹肌（DM）、舌下神经（HN）、喉上神经（SLN）、已结扎的甲状腺上动脉（STA）

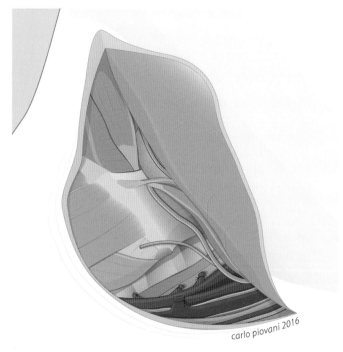

carlo piovani 2016

示意图10-6　一旦你辨认并保护好二腹肌（DM）舌下神经（HN）及喉上神经（SLN）这三个结构，颈椎入路将变得非常安全

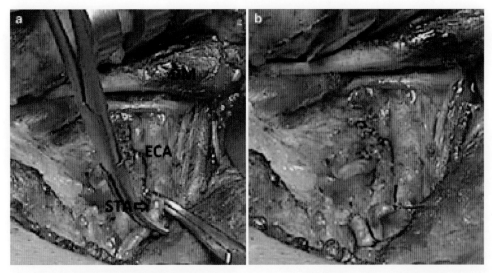

图10-19 左侧：结扎甲状腺上动脉（STA）。证据：二腹肌后腹（DM）、颈外动脉（ECA）、
舌下神经（HN）

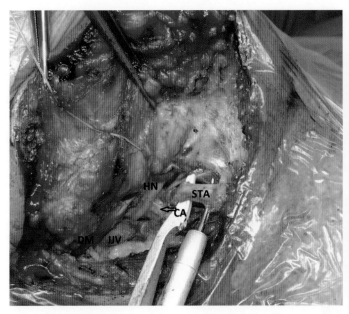

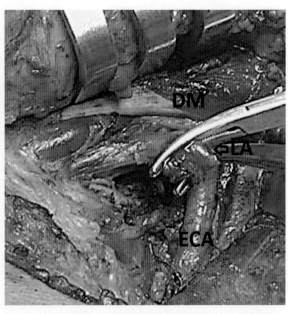

图10-20 右侧：结扎的甲状腺上动脉（STA）。显露：二腹肌后
腹（DM）、颈内静脉（IJV）、颈外动脉（CA）、舌下神
经（HN）

图10-21 左侧：结扎的舌动脉（LA）、二腹肌后腹
（DM）、颈外动脉（ECA）

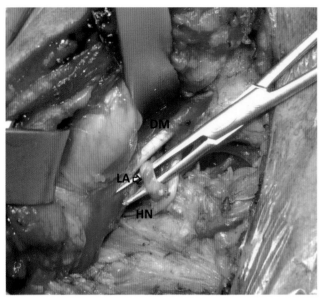

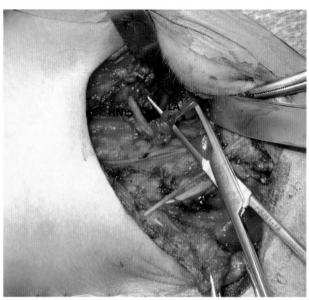

图10-22 结扎的舌动脉（LA），位于舌下神经（HN）与二腹肌（DM）之间

图10-23 左侧：结扎的舌动脉（LA），位于舌下神经（HN）之间

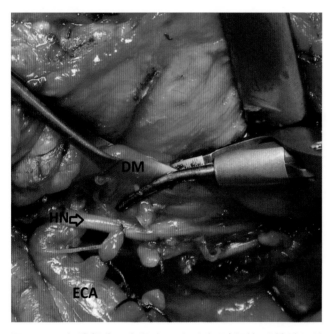

图10-24 切除部分二腹肌（DM）后腹以便更好地暴露上颈椎区域。颈外动脉（ECA）和舌下神经（HN）

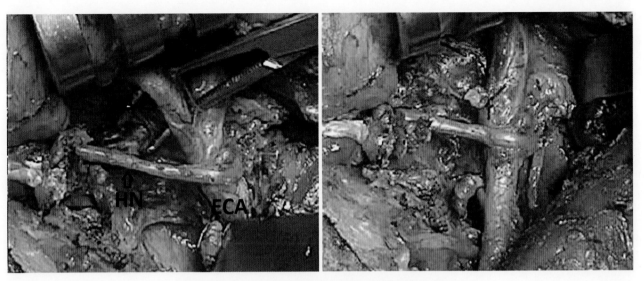

图 10-25 左侧。二腹肌切断后结扎面动脉（FA）

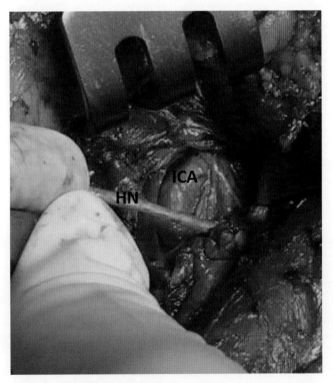

图 10-26 显露颈内动脉（ICA）

潜在并发症

为了避免在分离血管结构时出现严重出血，术者需逐层分离动静脉。

最常见的并发症是神经损伤。

脊副神经意外损伤或麻痹多是由牵拉胸锁乳突肌所致，脊副神经病变可导致患侧斜方肌无力，轻微肩下垂。患者可能会出现肩膀上提无力，上臂外展时出现明显的"翼状肩"。

舌下神经损伤常发生于舌骨以上结构解剖或舌动脉、面动脉结扎过程中。舌下神经损伤导致伸舌偏斜以及吞咽与言语障碍，伸舌时，舌尖往往偏向患侧（由于颏舌肌收缩失衡所致）。

分离并结扎甲状腺上动脉会增加医源性喉上神经损伤风险。在进行此项操作时，术者需时刻关注甲状腺上动脉与喉神经的关系。喉上神经麻痹可导致咳嗽反射受损，声音嘶哑，嗓音易疲劳，高音受损。

10.1.2.4 手术第四步：沿颈动脉鞘与内脏鞘之间解剖颈深筋膜中层

颈深筋膜中层在颈动脉鞘与肌肉内脏鞘之间是连续的。应该沿着颈动脉鞘内侧进行解剖直至椎体层面。在完全分离颈深筋膜中层后，将血管神经束牵向外侧，中线结构（咽和喉为代表）牵向内侧，这时可通过触摸来辨认椎体结构，不应该和横突前结节混淆。

解剖关键点

咽后间隙。

要点

在前方包绕咽部肌肉的颊咽肌筋膜与后方翼状筋膜之间有一潜在腔隙，此腔隙为颈后间隙的上部分，向下与食管后间隙相通。食管后间隙从颅底一直延伸至纵隔，尾侧在第6颈椎椎体与第4胸椎椎体之间。在这个腔隙中包含咽后淋巴结。通常情况下，分离此腔隙相对容易。

只有所有结构都被辨认出来，才能最大限度地降低并发症发生的风险（图10-27和图10-28）。

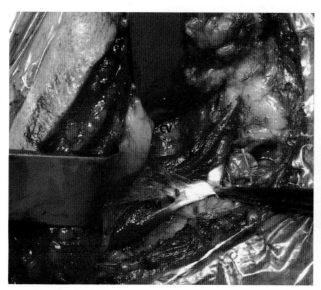

图10-27 右侧：C3（CV）和二腹肌（DM）

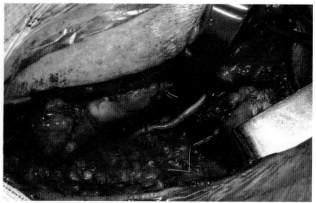

图10-28 右侧：右侧暴露上颈椎。暴露包括颈内静脉（IJV）、切开二腹肌（DM）、颈外动脉（ECA）、舌下神经（HN）、喉上神经（SLN）、咽部（Ph）和C3（CV）

潜在并发症

主要并发症与暴力牵开内脏鞘（如咽瘘）或血管神经束有关。

在这一阶段解剖分离中，耳鼻喉科医生与术者必须时刻关注喉上神经与舌下神经以避免在牵拉或置入内固定时造成损伤。

如果二腹肌和茎突舌骨肌影响到暴露椎体层面的最佳视野，可以将其切断。

10.1.2.5　手术第五步：剥离椎前结构并暴露椎体层面（示意图10-6）

咽后间隙与椎前筋膜是分离的，将内脏鞘中的结构牵向内侧，沿中线分离椎前筋膜，暴露椎旁肌，将喉上神经与舌下神经轻轻牵开以获得良好的手术视野，用这种方法可以暴露C1、C2、C3。喉上神经在C2～C3层面穿过术区（图10-29和图10-30）。

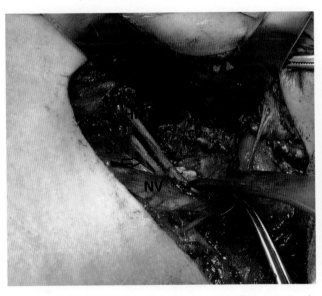

图10-29　左侧：颈3椎体病变（C3），舌下神经（HN），喉上神经（SLN）

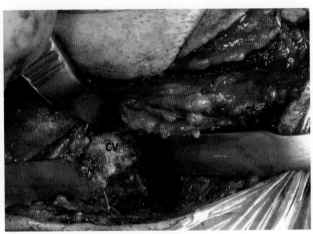

图10-30　右侧：暴露病变椎体（CV）

解剖关键点

1. 椎旁肌
2. 椎体与椎间盘

要点

"头长肌"位于颈长肌外侧，起源于C3～C6横突，止于枕骨基底部。颈长肌位于椎体侧方，起于寰椎止于T3。如果病变没有延伸至椎体侧方，术者只需辨认颈长肌。颈部中线位于左右两侧的颈长肌之间，颈长肌位于椎体侧方，颈深筋膜的椎前层跨过中线。将颈长肌进行骨膜下剥离，将对侧颈长肌与内脏鞘一起向内侧牵开，同侧颈长肌与颈动脉鞘一起向外侧牵开。在分离颈长肌时，由于颈交感链活动性差且有神经节形成，故较迷走神经更容易辨认。

潜在并发症

将颈长肌向侧方牵开可能会暴露穿过横突孔的椎动脉V2、V3段，对于存在椎动脉解剖变异的病例，可能会发现椎动脉走行于横突孔外。

暴力牵拉血管神经束会导致颈交感链麻痹，出现Claude-Bernard-Horner综合征。患者表现为上睑下垂（眼睑下垂）、瞳孔缩小（收缩的瞳孔）、面部无汗症（面部出汗受损）、伴或不伴有眼球内陷。

10.1.3　中颈椎（C3 ～ C6）（示意图 10-7）和图 10-3

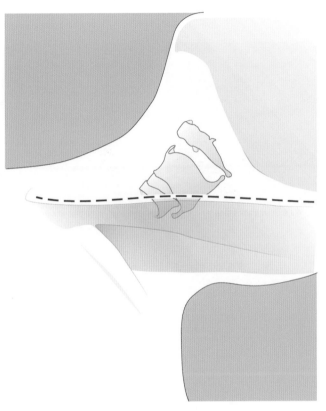

示意图 10-7　中颈椎入路。胸锁乳突肌是皮肤切口的基本标志

10.1.3.1 手术第一步：切开皮肤

从乳突尖部至胸骨上切迹，沿着胸锁乳突肌前缘切开皮肤。切口长度取决于病变特点与需要处理的颈椎节段。在手术准备阶段评估体表与影像学标志（图10-31，示意图10-8）。

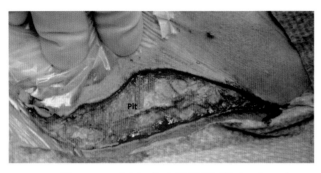

图10-31 左侧：切皮暴露颈阔肌（Plt）

示意图10-8 切开皮下组织，暴露颈阔肌

10.1.3.2　手术第二步：游离颈阔肌下皮瓣

切开皮肤后，游离由皮下组织和颈阔肌形成的颈浅筋膜（superficial cervical fascia, SCF）。然后将皮瓣上提至下颌骨下缘上方，以显露颈深筋膜浅层（superficial layer of deep cervical fascia, SLDCF）（图10-32、图10-33、图10-34和图10-35；示意图10-9）。

解剖关键点

1. 胸锁乳突肌（sternocleidomastoid muscle, SCM）

2. 颈外静脉（external jugular vein, EJV）

3. 耳大神经（great auricular nerve, GAN）

4. 颈横神经（示意图10-9）

要点

1. 明确术野的下界。

2. 切皮前识别体表的颈外静脉有助于更好地识别和保护解剖结构。颈外静脉起源于腮腺导管处，从耳后静脉和下颌后静脉后支汇合处穿出，在下颌角水平穿入胸锁乳突肌区，斜行跨过肌肉侧面。在游离过程中，可能需要将其结扎。

3. 耳大神经起源于胸锁乳突肌后缘Erb's点。在上方与颈外静脉并行，走行于颈外静脉浅层。它支配腮腺和耳部皮肤的感觉。在分离时，术者通常会先找到颈外静脉。而后在颈外静脉外上方约1 cm的位置可找到耳大神经。

4. 来自颈丛的颈横神经起源于Erb's点，横跨胸锁乳突肌。它支配颈部皮肤感觉。可以保留，切断它也不会导致手术并发症。

潜在并发症

意外损伤颈外静脉不会导致灾难性出血，但会影响分离显露过程中的手术视野。

耳大神经损伤可导致耳部周围皮肤感觉减退，因此，需将该神经保留。

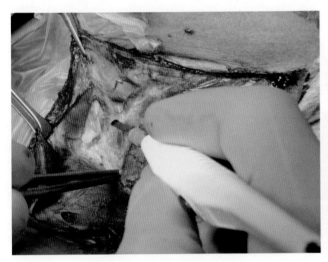

图10-32　游露颈阔肌下皮瓣

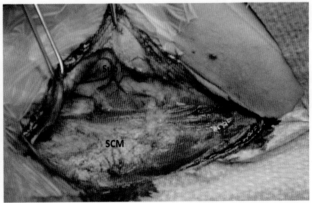

图10-33　左侧：分离颈阔肌下皮瓣（Sub F）和胸锁乳突肌（SCM）

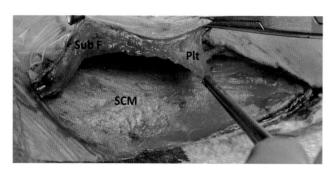

图10-34 左侧：显露皮肤、皮下、颈阔肌、胸锁乳突肌的毗邻关系

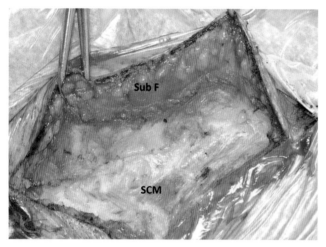

图10-35 右侧：分离颈阔肌下皮瓣（Sub F）和胸锁乳突肌（SCM）

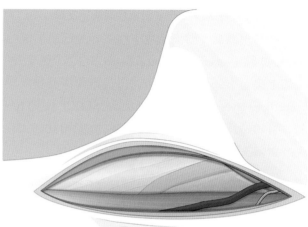

示意图10-9 翻开颈阔肌，即可显露SCM、EJV和GAN，SLDC覆盖了从此穿过的肩胛舌骨肌

10.1.3.3　手术第三步：在胸锁乳突肌内侧缘分离颈深筋膜浅层

颈阔肌深面是"封套筋膜"或颈深筋膜浅层（SLDCF）。它像项圈一样环绕颈部，但在胸锁乳突肌和斜方肌旁分层，将两者包绕。在后方附着于项韧带。颈深筋膜浅层沿着胸锁乳突肌的前缘向深部走行。将胸锁乳突肌向外牵开可暴露其下面的一些结构（图10-36）：

解剖关键点（示意图10-10）

1. 肩胛舌骨肌（OM）（图10-37和图10-38）
2. 二腹肌（DM）
3. 甲舌面静脉干（TLF）
4. 颈动脉鞘或神经血管束
5. 舌下神经（HN）
6. 甲状腺上动脉（STA）
7. 喉上神经（SLN）
8. 喉返神经（RLN）

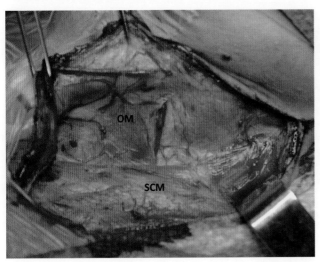

图10-36　左侧：胸锁乳突肌（SCM）和肩胛舌骨肌（OM）

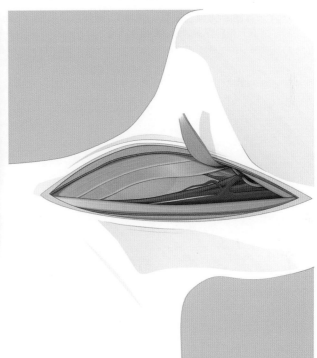

示意图10-10　切口上缘的二腹肌，略低于TLF和HN。图像显示了颈外动脉的第一支分支，即甲状腺上动脉

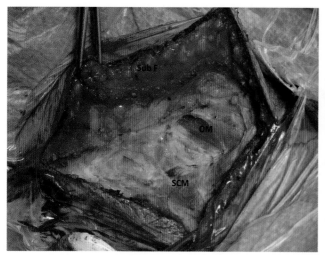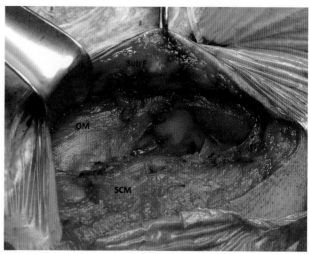

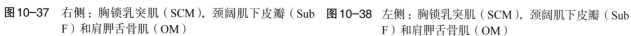

图 10-37　右侧：胸锁乳突肌（SCM），颈阔肌下皮瓣（Sub　图 10-38　左侧：胸锁乳突肌（SCM），颈阔肌下皮瓣（Sub
F）和肩胛舌骨肌（OM）　　　　　　　　　　　　　　　　　　F）和肩胛舌骨肌（OM）

目标是识别三个主要结构（图10-39）：

- 二腹肌
- 舌下神经
- 喉上神经

一旦你掌握了这三个解剖标志，到达椎体层面就会变得非常安全（示意图10-11）。

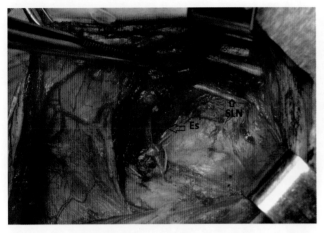

图10-39　左侧：显露三个主要结构。从上到下：二腹肌（DM）、舌下神经（HN）、喉上神经（SLN）和食管（ES）

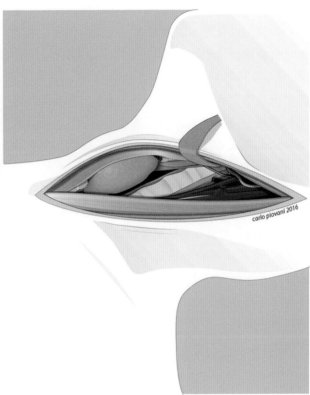

示意图10-11　解剖甲状腺上动脉。此时，为了颈前入路的安全，应显露三项解剖标志：二腹肌、舌下神经（HN）、喉上神经（SLN）

要点

1. 肩胛舌骨肌是一个重要的解剖标志：C5～C6椎体大约在肩胛舌骨肌和胸锁乳突肌相交处。在分离过程中，可以看到由肩胛舌骨肌和胸锁乳突肌相交形成的锐角。肩胛舌骨肌可以被向下牵开或切断，以便进入深部层面。神经血管束，特别是颈内静脉，位于该肌肉之下。

2. 二腹肌后腹斜向前下进入舌骨，在那里，其中间腱连于舌骨体及其大角，接着，其后腹与前腹相连续。二腹肌被称为"医生的朋友"，因为只要辨认出二腹肌，那么其下方就有可能找到重要的结构如神经血管束和甲舌面静脉干等。

3. 甲舌面静脉干走行于胸锁乳突肌深面二腹肌上方，最终汇入颈内静脉。它由下颌后静脉和面静脉汇合而成。结扎该静脉须紧贴颈内静脉汇入口处。

4. 颈动脉鞘的构成是颈内静脉位于外侧，颈动脉位于内侧，迷走神经位于两支血管形成的二面角后方。在分离过程中首先被发现的血管结构为外侧的颈内静脉，它位于二腹肌下方或与甲舌面静脉干相连。

5. 舌下神经起自颈静脉孔内侧的舌下神经管，沿颈内静脉与颈内动脉之间走行，跨过颈内动脉浅层后到达茎突咽肌后缘。神经在舌动脉下方转折后止于舌骨舌肌后缘。二腹肌上缘、颈内静脉外侧和甲舌面静脉干下缘形成了三角结构，该结构对于辨认舌下神经很有帮助。

6. 甲状腺上动脉起自颈外动脉舌骨水平，分出喉上动脉后，向下走行至甲状腺上极。甲状腺上动脉是颈外动脉第一个分支。为了到达椎前层面，必须游离并结扎此动脉，甲状腺上动脉常位于舌骨下方，为了更安全的结扎甲状腺上动脉，我们应在靠近颈外动脉起始处进行操作。这样可以减少喉上神经损伤的风险。在操作过程中，甲状腺上动脉可能在术野中显露不充分，但如果不进行结扎，那么充分暴露椎体层面将变得非常困难和危险。术者应该记住，甲状腺上动脉的起源可能存在解剖变异，约有2%起自甲状腺舌动脉，有1%起自甲舌面动脉干（图10-40、图10-41、图10-42和图10-43）。

7. 喉上神经沿颈动脉鞘内侧走行，与颈动脉鞘形成夹角。其向内侧甲状舌骨膜走行，将甲状腺上动脉结扎后可找到该神经。

8. 喉返神经在左侧于主动脉弓水平从迷走神经发出，并且在包绕它之后，垂直向上走行。在右侧，喉返神经从迷走神经发出后，跨过锁骨下动脉；然后围绕该动脉斜向上，靠近食管边缘。在颈前入路手术中，喉返神经通常位于气管食管沟内。如果碰到喉不返神经病例，则改为侧方入路。

潜在并发症

术者在分离肩胛舌骨肌时必须轻柔；同时需要注意其下方的颈内静脉。

最常见的并发症是神经损伤。

舌下神经损伤常发生于舌骨以上结构解剖或舌动脉、面动脉结扎过程中。舌下神经损伤导致伸舌偏斜以及吞咽与言语障碍，伸舌时，舌尖往往偏向患侧（由于颏舌肌收缩失衡所致）。

分离并结扎甲状腺上动脉会增加医源性喉上神经损伤风险。在进行此项操作时，术者需时刻关注甲状腺上动脉与喉上神经的关系。喉上神经麻痹可导致咳嗽反射受损、声音嘶哑、嗓音易疲劳、高音受损。

喉返神经麻痹可以导致声带运动不良、语音疲劳、梨状隐窝内唾液积聚、吞咽困难。

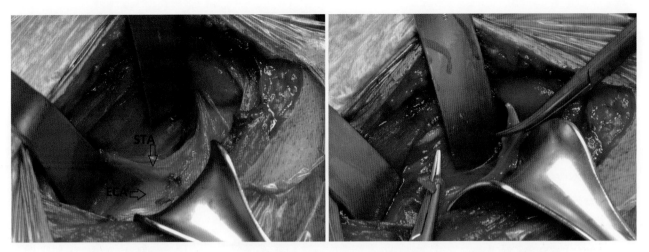

图 10-40 和图 10-41　左侧：将甲状腺上动脉（STA）从颈外动脉（ECA）起始处识别和结扎

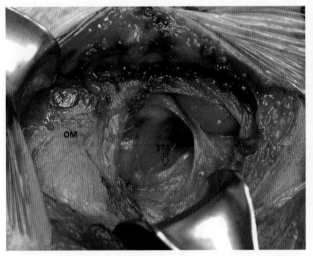

图 10-42　左侧：显露甲状腺上动脉（STA）、肩胛舌骨肌（OM）

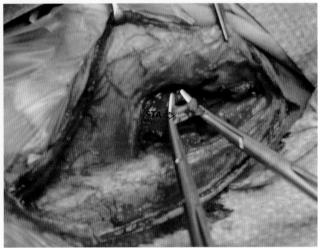

图 10-43　左侧：显露甲状腺上动脉（STA）

10.1.3.4 手术第四步：分离颈动脉鞘和内脏鞘之间的颈深筋膜中层

颈深筋膜中层在颈动脉鞘与肌肉内脏鞘之间是连续的。应该沿着颈动脉鞘内侧进行解剖直至椎体层面。在完全分离颈深筋膜中层后，将血管神经束牵向外侧，中线结构（以咽、喉、甲状腺、气管、食管为代表）牵向内侧，这时可通过触摸来辨认椎体结构，不应该和横突前结节混淆。

解剖关键点（图10-44和图10-45）

1. 喉、甲状腺和气管
2. 食管
3. 迷走神经
4. 颈后间隙

要点

只有精确识别所有结构，才能将并发症的风险降至最低。

1. 颈前入路中所有结构都被筋膜覆盖。通常可以通过触摸识别软骨结构如甲状软骨，环状软骨和舌骨来确定一个安全的平面以继续操作。

2. 右侧入路可降低医源性食管损伤的风险，这是因为食管有向左侧的生理弯曲，故而在椎前层面可获得更好的手术视野。术前由麻醉医师放置鼻胃管，通过触摸寻找鼻胃管，可以识别食管。

3. 迷走神经位于颈内静脉与颈内动脉或颈总动脉之间的沟内。在少数病例中，迷走神经位于更靠前的位置，这与颈动脉的位置有关。

4. 颈后间隙在分开颈深筋膜中层后可见，它是由颊咽筋膜、椎前筋膜和翼状筋膜形成的筋膜间隙。

整个颈后间隙从颅底延伸至纵隔。尾部终止于C6和T4之间。其内包含咽后淋巴结。这个间隙通常很容易识别，并且它的解剖可以通过手指或者借助棉球的钝性分离来完成。

潜在并发症

只有精确识别所有结构，才能将并发症的风险降至最低。

这一步骤中的主要风险与食管瘘有关。

喉返神经麻痹是内脏鞘牵拉过程中潜在的并发症。术者在牵拉食管过程中应注意保护喉返神经。在喉不返神经病例中，应选择另一种入路。

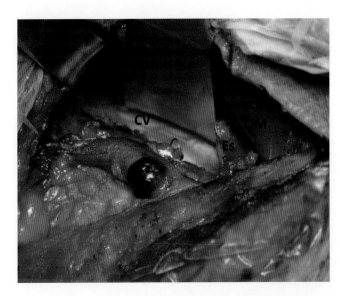

图10-44 右侧：暴露颈椎（CV）、食管（Es）、肩胛舌骨肌（OM）

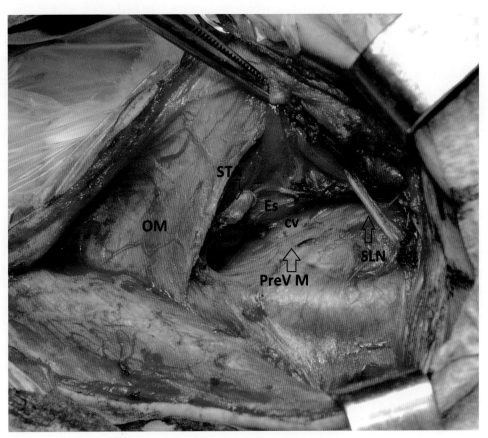

图10-45 左侧：解剖舌骨肌肉（OM），甲状腺上动脉（STA），喉上神经（SLN），食管（ES），椎前肌（PreV M）和颈椎（CV）

10.1.3.5 手术第五步：分离椎前结构和显露椎体层面

颈深筋膜的椎前层始于横突，并继续延伸至斜角肌筋膜。应先将椎前筋膜和前纵韧带沿中线纵向切开，再行电灼。

解剖关键点（图10-46和图10-47）

1. 椎前肌肉
2. 椎体和椎间盘（示意图10—11）

要点

"头长肌"位于颈长肌外侧，起源于C3～C6横突，止于枕骨基底部。颈长肌位于椎体侧方，起于寰椎止于T3。如果病变没有延伸至椎体侧方，术者只需辨认颈长肌。颈部中线位于左右两侧的颈长肌之间，颈长肌位于椎体侧方，颈深筋膜的椎前层跨过中线。将颈长肌进行骨膜下剥离，将对侧颈长肌与内脏鞘一起向内侧牵开，同侧颈长肌与颈动脉鞘一起向外侧牵开。在分离颈长肌时，由于颈交感链活动性差且有神经节形成，故较迷走神经更容易辨认。

潜在并发症

将颈长肌向侧方牵开可能会暴露穿过横突孔的椎动脉V2段，对于存在椎动脉解剖变异的病例，可能会发现椎动脉走行于横突孔外。

过度牵拉血管神经束会导致颈交感链麻痹，出现Claude-Bernard-Horner综合征。患者表现为上睑下垂（眼睑下垂）、瞳孔缩小（收缩的瞳孔）、面部无汗症（面部出汗受损）、伴或不伴有眼球内陷。

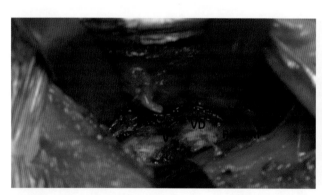

图10-46 暴露椎体平面：椎体（V），椎间盘（VD）和椎前肌（PreV M）

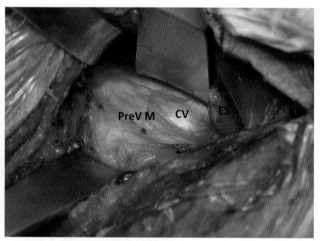

图10-47 暴露椎体平面：颈椎（CV）和椎前肌（PreV M），食管（Es）向内牵开

10.1.4　颈椎微创入路

正确分析逐层分离过程中可能出现的风险，可以对特定节段的颈椎采用微创入路。

解剖结构的有限暴露降低了解剖标志识别的可能性。因此，术者必须注意解剖结构的多样性并进行逐层分离。

主要解剖细节上文已详述。

10.1.4.1　手术第一步：切开皮肤（图10–48和图10–49）

以中线到胸锁乳突肌的前缘做一长 4 ～ 5 cm 的横行切口。

术者应关注体表解剖标志（舌骨，甲状软骨和环状软骨）所对应的治疗节段，并根据相应的标志设计皮肤切口。

海勒（Heller）等人[9]描述了 C2 ～ C6 椎体水平与可能损伤结构之间的对应关系（表10–1）。

表10–1　C2 ～ C6椎体水平与可能损伤结构之间的对应关系

椎体水平	可能损伤的结构	临　床　表　现
C2	舌下神经	吞咽困难、构音障碍、同侧舌偏
C2 ～ C3	舌下神经	吞咽困难、构音障碍、同侧舌偏
C3	舌下神经、喉上神经甲状腺上动脉	吞咽困难、构音障碍、同侧舌偏、咳嗽反射减弱
C3 ～ C4	喉上神经、甲状腺上动脉	咳嗽反射减弱
C4	喉上神经、甲状腺上动脉喉上动脉	咳嗽反射减弱、声音嘶哑、语音易疲劳、高音受损
C4 ～ C5	喉上神经、甲状腺上动脉喉上动脉	吞咽困难、构音障碍、同侧舌偏、咳嗽反射减弱
C5	喉上神经、甲状腺上动脉喉上动脉	吞咽困难、构音障碍、同侧舌偏、咳嗽反射减弱
C5 ～ C6	喉上神经、甲状腺上动脉	声音嘶哑、语音疲劳、高音受损
C6	喉上神经、甲状腺上动脉	声音嘶哑、语音疲劳、高音受损

来源于海勒等人的文献。

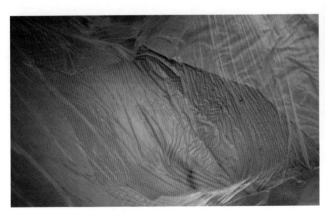

图10–48　左侧：皮肤切口

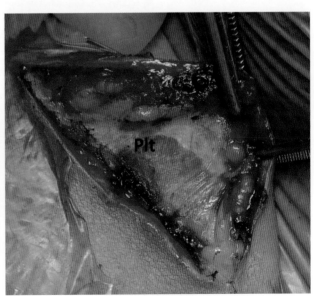

图10–49　左侧：暴露颈阔肌（Plt）

10.1.4.2 手术第二步：游离颈阔肌下皮瓣

切开皮肤后，分离由皮下组织和颈阔肌构成的颈浅筋膜（SCF）。然后将皮瓣游离至下颌骨下缘，显露颈深筋膜浅层（SLDCF）（图10-50）。

解剖关键点

1. 胸锁乳突肌（SCM）
2. 颈前静脉（AJV）
3. 颈横神经（TCN）C4～C5水平

要点

颈前静脉可以保留，离断后也没有术后并发症。来自颈丛的颈横神经自Erb's点穿出，横向跨过胸锁乳突肌。它支配颈部皮肤感觉，应予以保留，切断它也不会导致手术并发症。

潜在并发症

颈前静脉与颈外静脉之间交通静脉损伤不会导致灾难性出血，但会影响分离显露过程中的手术视野。颈横神经可以保留，切断它也无术后并发症。

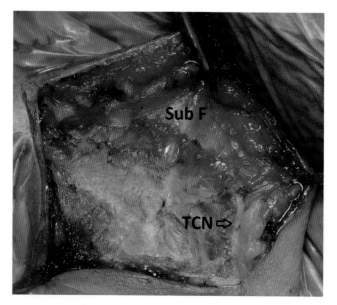

图10-50 左侧：颈阔肌下皮瓣（Sub F）和颈横神经（TCN）

10.1.4.3 手术第三步：在胸锁乳突肌前缘显露颈深筋膜浅层

在此手术入路中，二腹肌、舌下神经和喉上神经的显露是很难的，但仍然有必要知道哪些结构可以在逐层分离中找到（图10-51、图10-52、图10-53和图10-54）。

解剖关键点

1. 肩胛舌骨肌（C4～C6水平）（OM）
2. 面静脉甲状舌干（C3～C4水平）（TLF）
3. 颈动脉鞘或神经血管束
4. 甲状腺（Thy）
5. 甲状腺中静脉（C4～C6水平）（MTV）
6. 甲状腺上动脉（STA）C3～C6水平
7. 喉上神经（SLN）C3～C6水平
8. 甲状腺下动脉（ITA）C5～C6水平
9. 喉返神经（RLN）C5～C6水平

要点

肩胛舌骨肌有助于识别颈动脉鞘；借助这一点，术者可以找到颈动脉和甲状腺。轻轻牵开颈动脉鞘，可使甲状腺上动脉、甲状腺中静脉和甲状腺下动脉的分离和结扎变得简单。

喉上神经和喉返神经必须被识别和保留。如前所述，了解喉返神经在左侧和右侧的不同走行非常重要。

潜在并发症

并发症的发生与神经和血管损伤有关。所有的临床表现都在颈前扩大入路中已有描述。

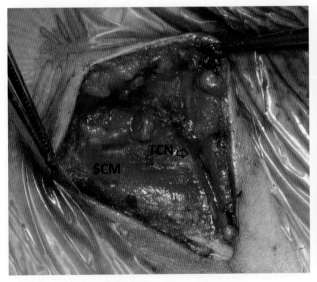

图10-51 左侧：颈横神经（TCN）和胸锁乳突肌（SCM）

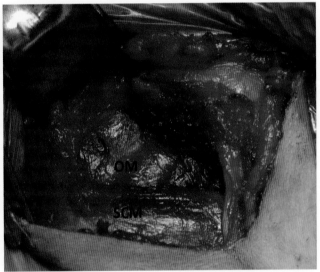

图10-52 左侧：胸锁乳突肌（SCM）和肩胛舌骨肌（OM）

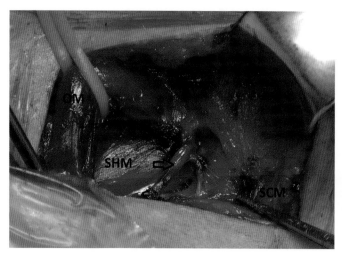 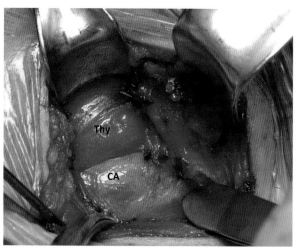

图10-53　左侧：胸锁乳突肌（SCM）、肩胛舌骨肌（OM）、胸骨舌骨肌（SHM）、颈前静脉与颈外静脉交通支（箭头）

图10-54　左侧：甲状腺（Thy）和颈动脉（CA）

10.1.4.4 手术第四步：分离颈动脉鞘和内脏鞘之间的颈深筋膜中层

解剖关键点（图 10-55）

1. 喉和气管
2. 食管
3. 迷走神经
4. 颈后间隙

要点和潜在并发症

由于食管存在生理性弯曲，右侧入路可降低医源性食管损伤的风险。这一步骤中的主要风险与食管过度牵拉相关。操作过程中最重要的是食管的充分暴露与保护；可由麻醉医师术前放置鼻胃管，术者通过触摸鼻胃管来确定食管位置，然后轻轻地向内牵开。

喉返神经麻痹是术中过度牵拉内脏鞘可能会发生的并发症。术者在牵拉食管过程中应注意保护喉返神经。在喉不返神经病例中，应选择另一种入路。

过度牵拉血管神经束会导致颈交感链麻痹，出现 Claude-Bernard-Horner 综合征。

10.1.4.5 手术第五步：分离椎前结构和暴露椎体层面

解剖关键点（图 10-56）

1. 椎前肌
2. 椎体和椎间盘

要点和潜在并发症

分离椎前肌应在骨膜下进行；将内脏鞘向内牵开至暴露对侧颈长肌，将颈动脉鞘向外侧牵开。

将颈长肌向侧方过多牵开可能会暴露穿过横突孔的椎动脉 V2 段，对于存在椎动脉解剖变异的病例，可能会发现椎动脉走行于横突孔外。

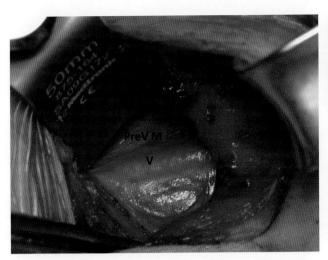

图 10-55 左侧：椎体平面（V）和椎前肌（PreV M）

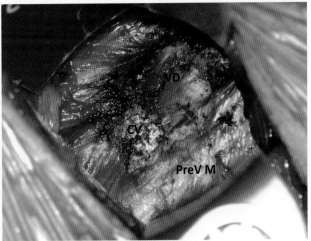

图 10-56 左侧：颈五椎体（CV），C4/C5 椎间盘（VD）和椎前肌（PreV M）

10.1.5 向下延伸：颈胸交界区

颈胸交界区的手术入路可以认为是中颈椎前入路向下的延伸（示意图10-12）。

10.1.5.1 手术第二步：分离颈阔肌下皮瓣

解剖关键点（示意图10-13）

1. 胸锁乳突肌（SCM）
2. 颈前静脉（AJV）
3. 颈横神经
4. 锁骨上神经

要点

1. 明确术区下界。

2. 颈前静脉由颏下几条浅静脉汇合而成。它向前下降至胸锁乳突肌，并在汇入颈外静脉或锁骨下静脉之前进入胸锁乳突肌深面。在分离过程中，可能需要将其结扎。

3. 来自颈丛的颈横神经起源于Erb's点，横跨胸锁乳突肌。它支配颈部皮肤感觉。可以保留，切断它也不会导致手术并发症。

4. 锁骨上神经从胸锁乳突肌后缘的Erb's点穿出后。穿过颈后三角斜向下走行。

潜在并发症

颈前静脉的意外损伤不会导致灾难性出血，但会影响分离显露过程中的手术视野。

锁骨上神经或颈横神经损伤不会导致任何功能障碍，因此术者可以将其离断。

示意图10-12 切开皮下组织并暴露颈阔肌

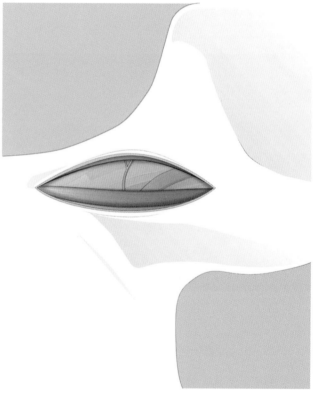

示意图10-13 抬起颈阔肌下皮瓣，其下的主要结构有胸锁乳突肌、肩胛舌骨肌和颈横神经

10.1.5.2 手术第三步：在胸锁乳突肌前缘分离颈深筋膜浅层

解剖关键点（示意图 10-14）

1. 肩胛舌骨肌（OM）
2. 颈动脉鞘或神经血管束
3. 甲状腺（Thy）
4. 甲状腺中静脉（MTV）
5. 甲状腺下动脉（ITA）
6. 喉返神经（RLN）

要点

1. 肩胛舌骨肌是一个重要的解剖标志：C5 ～ C6 椎体大约在肩胛舌骨肌和胸锁乳突肌相交处。肩胛舌骨肌可以向下拉开或切断，以便进入深部层面。神经血管束，特别是颈内静脉，位于该肌肉之下。

2. 颈动脉鞘的构成：颈内静脉位于外侧，颈动脉位于内侧，迷走神经位于两支血管形成的二面角后方。在分离过程中首先被发现的血管结构为外侧的颈内静脉，它位于二腹肌下方或与甲舌面静脉干相连。

3. 甲状腺是术者在分离过程中必须要识别的结构，保留其筋膜进行分离对于避免出血是有帮助的。

4. 甲状腺中静脉回流甲状腺下部血液，在喉和气管水平汇入一些静脉后，汇入颈内静脉的下段。通常在靠近颈内静脉汇入处进行结扎。

5. 甲状腺下动脉由锁骨下动脉的甲状颈干发出后向上走行，位于椎动脉和颈长肌前面。向后内方走行，经颈动脉鞘深面至甲状腺侧叶深部。分成两个分支进入甲状腺，供应其后下部血供。

6. 喉返神经在左侧于主动脉弓水平从迷走神经发出，并且在包绕它之后，垂直向上走行。在右侧，喉返神经从迷走神经发出后，跨过锁骨下动脉；然后围绕该动脉斜向上，靠近食管边缘。在颈前入路手术中，喉返神经通常位于气管食管沟内。如果碰到喉不返神经病例，则改为侧方入路。Lore

三角对于识别喉返神经很有帮助，它的内侧边是气管，外侧边为颈总动脉，甲状腺下极构成上边，这个倒置三角形的顶点指向胸腔入口。

潜在并发症

术者在分离肩胛舌骨肌时必须轻柔；同时必须注意其下面的颈内静脉。最常见的并发症常与神经损伤有关。

舌下神经损伤常发生于舌骨以上解剖结构的分离或舌动脉、面动脉结扎过程中。舌下神经损伤导致伸舌偏斜以及吞咽与言语障碍。伸舌时，舌尖往往偏向患侧（由于颏舌肌收缩失衡所致）。

分离并结扎甲状腺上动脉会增加医源性喉上神经损伤风险。在进行此项操作时，术者需时刻关注甲状腺上动脉与喉上神经的关系。喉上神经麻痹可导致咳嗽反射异常、声音嘶哑、嗓音易疲劳、高音受损。

喉返神经麻痹可以导致声带运动不良、语音疲劳、梨状窝内唾液积聚、吞咽困难。

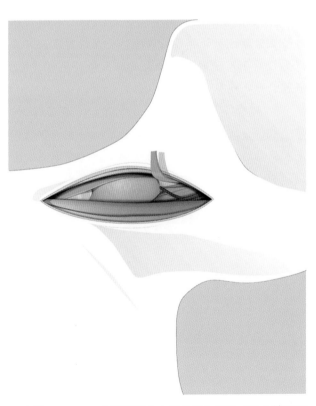

示意图 10-14 3 个解剖标志中甲状腺上动脉或喉上神经不一定能都显露

10.1.5.3 手术第四步：暴露颈动脉鞘和内脏鞘之间的颈深筋膜中层

解剖关键点（示意图10-15）

1. 气管和颈后间隙
2. 食管
3. 锁骨下动脉和椎动脉（VA）
4. 颈交感神经链
5. 位于左侧的胸导管

要点

只有精确识别所有结构，才有可能将并发症的风险降至最低。

1. 颈后间隙在分开颈深筋膜中层后可见，它是由颊咽筋膜、椎前筋膜和翼状筋膜形成的筋膜间隙。整个颈后间隙从颅底延伸至纵隔。尾部终止于C6和T4之间。其内包含咽后淋巴结。这个间隙通常很容易识别，并且它的解剖可以通过手指或者借助棉球的钝性分离来完成。

2. 食管有向左侧的生理弯曲，所以右侧入路可降低医源性食管损伤的风险，且在椎前层面可获得更好的手术视野。术前由麻醉医师放置鼻胃管，通过触摸寻找鼻胃管，可以识别食管。

3. 锁骨下动脉在气管的外侧走行至颈根部，跨过前斜角肌和中斜角肌。它的第一分支为甲状颈干和椎动脉。在颈动脉鞘的横向牵拉过程中，一定要注意保护锁骨下动脉，因为其V1段很表浅，而且没有骨性结构保护（图10-57）。

4. 星状神经节（或颈胸神经节）是一种交感神经节，由下颈神经节和第一胸神经节融合形成，在80%的病例中存在。颈胸神经节位于C7横突前方，第一肋骨上方，锁骨下动脉下方。

5. 胸导管位于一个内侧由颈长肌和食道、外侧由前斜角肌、下方由第一肋骨形成的三角形内。尽管它可能上升至C6水平，但最常见的是在C7和T1之间，在注入左侧静脉角之前可被发现。胸导管的走行似乎因性别而异，在大多数胸廓入口狭窄的女性患者中，胸导管可上升到C6椎体的高度。许多作者提到在左上胸腔处损伤胸导管的可能性增大。

潜在并发症

锁骨下动脉或椎动脉的损伤会导致灾难性的出血，并引起神经功能障碍。

这一操作步骤中的主要风险与食管牵拉相关。最重要的是正确的显露食管，并轻柔地向内侧牵开。

过度牵拉血管神经束会导致颈交感链麻痹，出现Claude-Bernard-Horner综合征。患者表现为上睑下垂（眼睑下垂）、瞳孔缩小（收缩的瞳孔）、面部无汗症（面部出汗受损）、伴或不伴有眼球内陷。

淋巴瘘或气胸偶见于胸膜受损时。

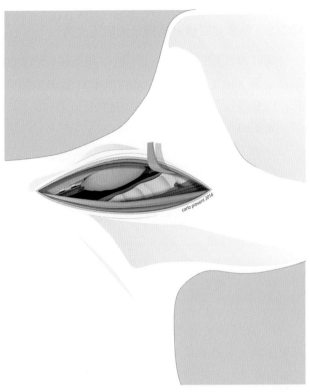

10.1.5.4　手术第五步：暴露椎前结构和椎体层面

颈深筋膜的椎前层始于横突，并继续延伸至斜角肌筋膜。应先将椎前筋膜和前纵韧带沿中线纵向切开，再行电灼。

解剖关键点（示意图 10-15）

1. 椎前肌肉
2. 椎体和椎间盘

要点

颈正中线在左右两侧颈长肌之间，位于椎体前方，切开颈深筋膜即可到达椎体前缘。将椎前肌在骨膜下平面游离；将内脏鞘向内侧牵开至显露对侧颈长肌，将颈动脉鞘向外侧牵开。

潜在并发症

将颈长肌向侧方过多牵开可能会显露椎动脉 V1 或 V2 段，对于存在椎动脉解剖变异的病例，可能会发现椎动脉走行于横突孔外。轻柔牵拉椎前肌至关重要。

示意图 10-15　为了显示颈胸交界区，甲状腺必须显露。甲状腺上、下动脉已离断。喉返神经位于气管—食管沟内，必须保留

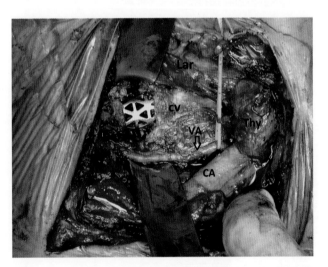

图 10-57　右侧：甲状腺右叶（Thy）、喉（Lar）、颈动脉（CA）、椎动脉（VA）

10.2 颈椎侧方入路

侧方入路是通过血管后来暴露椎体的前外侧和椎动脉的入路。

这种方法的适应证仅限于那些必须充分暴露椎动脉及侧块的情况[10]。

该入路像上述的血管前入路一样，可用于上颈椎和中颈椎手术。根据我们的经验，可以先计划颈前入路手术，在必要时更改为侧方入路。

这种入路常应用于解剖变异时，例如喉不返神经（NRLN），或需要更好地处理由中线向两侧延伸的疾病时。喉不返神经变异通常发生在右侧，在人群中的发生率为0.4%～2.4%，左侧极为罕见。

这种解剖变异与胚胎期的发育异常有关。当胚胎期右侧第四弓动脉或头侧背主动脉退化时，锁骨下动脉从主动脉弓的右侧发出，被称为"lusoria"动脉。

喉不返神经的分支有：

- Ia型——神经在甲状腺上极水平直行。
- Ib型——最常见的，神经在甲状腺峡部水平发出并横向走行。
- II型——神经向下弯曲，最终到达甲状腺下极。

在扬（Yang）等人的个案报告中，对喉不返神经分支的描述更加详细，区分为四种类型：

- 在下降类型中，喉不返神经起源于迷走神经干。
- 在垂直类型中，喉不返神经垂直于环甲关节。
- 在上升类型中，喉不返神经向上延伸至环甲关节。
- 在V字类型中，喉不返神经呈先向下，再向上延伸至环甲关节。

10.2.1 手术第一步：切开皮肤

沿胸锁乳突肌前缘切开皮肤，从乳突顶点至胸骨上切迹。切口的范围根据病变部位特征和需要处理的颈椎节段决定。在切开皮肤前，应根据体表解剖标志设计切口。

10.2.2 手术第二步：游离颈阔肌下皮瓣

切开皮肤后，游离由皮下组织和颈阔肌形成的颈浅筋膜（SCF）。然后将颈阔肌下皮瓣向内侧牵开，以显露颈深筋膜浅层（SLDCF）。

10.2.2.1 解剖关键点

1. 胸锁乳突肌（SCM）
2. 颈外静脉（EXJ）
3. 耳大神经（GAN）
4. 颈横神经

10.2.2.2 要点

1. 胸锁乳突肌可以在靠近乳突尖端侧离断，以便在扩大入路时获得最佳术野。如果不离断，则需将它牵开，如同颈前入路一样。

2. 为了更好地识别和保留解剖结构，在切开皮肤之前应充分识别皮肤上的颈外静脉。颈外静脉从颞浅静脉发出后和内上颌静脉汇入腮腺，通过下颌角进入胸锁乳突肌区域，然后斜穿过胸锁乳突肌。在解剖过程中可能有必要将其结扎。

3. 耳大神经起源于胸锁乳突肌后缘Erb's点。在上方与颈内静脉并行，走行于胸锁乳突肌浅层。它支配腮腺和耳部皮肤的感觉。在分离时，术者通常会先找到颈外静脉。然后在颈外静脉外上方约1 cm的位置可找到耳大神经。

4. 来自颈丛的颈横神经起源于Erb's点，跨过胸锁乳突肌。它支配颈部皮肤感觉。可以保留，切断它也不会导致手术并发症。

10.2.2.3 潜在并发症

颈外静脉的意外损伤不会导致灾难性出血，但会影响分离过程中的手术视野。耳大神经损伤可导致耳周皮肤感觉减退；因此，应该保留此神经。

10.2.3 手术第三步：分离颈深筋膜浅层，显露颈动脉鞘

颈阔肌深面是"封套筋膜"或颈深筋膜浅层

（SLDCF）。它像项圈一样环绕颈部，但在胸锁乳突肌和斜方肌分层，将其包绕。在后方附着于项韧带。颈深筋膜浅层沿着胸锁乳突肌的前缘向深部走行。将胸锁乳突肌向外牵开可暴露其下面的一些结构。

10.2.3.1 解剖关键点（图10-58）

1. 肩胛舌骨肌（OM）
2. 二腹肌（DM）
3. 甲舌面静脉干（TLF）
4. 脊副神经（SAN）
5. 颈动脉鞘或神经血管束

10.2.3.2 要点

1. 肩胛舌骨肌是一个重要的解剖标志：C5～C6椎体大约在肩胛舌骨肌和胸锁乳突肌相交处。在分离过程中，可以看到由肩胛舌骨肌和胸锁乳突肌相交形成的锐角。肩胛舌骨肌可以被向下拉开或切断，以便进入深层。神经血管束，特别是颈内静脉，位于该肌肉之下。

2. 二腹肌后腹斜向前下进入舌骨，在那里，其中间腱连于舌骨体及其大角，接着，其后腹与前腹相连续。二腹肌被称为"医生的朋友"，因为只要辨认出二腹肌，那么其下方就有可能找到重要的结构如神经血管束和甲舌面静脉干等。

3. 甲舌面静脉干走行于胸锁乳突肌深面二腹肌上方，最终汇入颈内静脉。它由下颌后静脉和面静脉汇合而成。结扎该静脉应紧贴颈内静脉汇入口处。

4. 脊副神经通常从二腹肌后腹向下延伸，然后穿过胸锁乳突肌的深层，并支配该肌肉，最后从胸锁乳突肌边界的中点穿出。

5. 颈动脉鞘的构成是：颈内静脉位于外侧，颈动脉位于内侧，迷走神经位于两支血管形成的二面角后方。在分离过程中首先被发现的血管结构为外侧的颈内静脉，它位于二腹肌下方或与甲舌面静脉干相连。

10.2.3.3 潜在并发症

1. 舌下神经损伤常发生于舌骨以上解剖结构的分离或舌动脉、面动脉结扎过程中。舌下神经损伤导致伸舌偏斜以及吞咽与言语障碍。伸舌时，舌尖往往偏向患侧（由于颏舌肌收缩失衡所致）。

2. 过度牵拉胸锁乳突肌可能会引起脊副神经意外损伤或麻痹。脊副神经受损会引起斜方肌无力，出现轻度肩胛下垂。患者可能会表现为肩关节无力和翼状肩，手臂外展时最为明显。

3. 分离并结扎甲状腺上动脉会增加医源性喉上神经损伤风险。在进行此项操作时，术者需时刻关注甲状腺上动脉与喉上神经的关系。喉上神经麻痹可导致咳嗽反射减弱、声音嘶哑、嗓音易疲劳、高音受损。

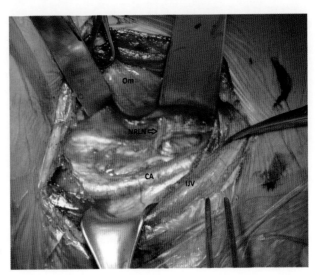

图10-58 右侧：喉不返神经（NRLN）、离断的肩胛舌骨肌（OM）、颈动脉（CA）和颈内静脉（IJV）

10.2.4 手术第四步：向后分离颈深筋膜中层直至显露颈动脉鞘

在分离颈内静脉过程中，可能需要切除颈部淋巴结。松解完成后，可以轻柔地将所有神经血管向内侧牵开。

颈动脉鞘及后方有一些神经血管结构：迷走神经，颈丛和颈交感神经链，沿颅底至C6走行。在上颈椎侧方入路中，颈动脉鞘后方还有舌下神经（HN），舌咽神经（GPN）和脊副神经（SAN）。

在C3～C6水平，可以看到位于前斜角肌表面的膈神经。

将神经血管束向内牵拉，可以显露出椎旁肌：斜角肌和肩胛提肌（图10-59）。

10.2.4.1 解剖关键点

1. 膈神经

2. 颈交感神经链

3. 舌下神经（HN）、舌咽神经（GPN）、迷走神经和脊髓副神经（SAN）

4. 椎动脉（VA）

10.2.4.2 要点

1. 膈神经来自C3～C4和C5的神经分支，在前斜角肌的外表面可以很容易地辨认。

2. 颈交感神经链与椎前筋膜相连，走行在椎前筋膜与椎体间隙内。位于横突的前结节内侧。它横跨前斜角肌斜向下走行，经过甲状颈干旁，经过锁骨下动脉和静脉间进入胸腔。为了避免霍纳综合征，应首先找出交感神经链或星状神经节并向外牵开，然后将颈长肌和椎前筋膜沿中线纵向切开。

3. 舌下神经进入舌下神经管穿过颈静脉孔外。舌咽神经先在颈内静脉和颈内动脉之间走行，向前屈曲绕行后通过茎突舌肌和茎突咽肌之间，到达咽部和舌根。其他神经前文已描述。

4. 由于多种原因，椎动脉的V2段在上颈椎的椎体减压过程中更容易受损。首先，从C2～C3至C6～C7椎动脉直径变细（C2～C3为4.88±

0.63 mm，C6～C7为4.27±0.63 mm），横突孔的前后径从C6～C3逐渐下降（C6处5.4±1.1 mm至C3处4.7±0.7 mm）。因此，椎动脉占据横突孔的空间在随着椎体水平的上升而增加。其次，椎动脉以与中线呈大约4°的角度从C6～C3内侧上升，使其在高的颈椎平面更有可能穿过手术区域。

10.2.4.3 潜在并发症

主要并发症与神经血管的损伤相关。

颈交感神经链损伤导致伯纳德—霍纳综合征，以上睑下垂（下垂眼睑）、瞳孔缩小（瞳孔收缩）和面部无汗症（面部出汗受损）为特征，伴有或不伴有眼球内陷。

膈肌麻痹是膈神经受损后的表现。舌咽神经的损伤很少单独出现，通常与迷走神经和脊副神经损伤同时出现。主要症状是吞咽困难，同侧腭无力和呕吐反射消失。

迷走神经麻痹导致发音障碍和吞咽困难，这是同侧声带麻痹的结果。

椎动脉或颈动脉损伤可能导致灾难性的出血或脑损伤。

前文已经描述了舌下神经和脊副神经的损伤的情况。

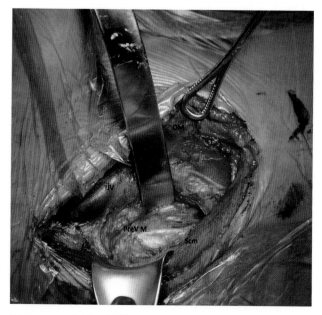

图10-59 右侧：椎前肌（PreV M）、颈内静脉（IJV）和肩胛舌骨肌（OM）

10.2.5 手术第五步：显露椎前结构及椎体层面

颈深筋膜的椎前层起始于横突，并继续延伸至斜角肌筋膜。应先将椎前筋膜和前纵韧带沿中线纵向切开，然后电灼（图10-60和图10-61）。

10.2.5.1 解剖关键点

1. 椎前肌肉
2. 椎体和椎间盘

10.2.5.2 要点

"头长肌"位于颈长肌外侧，起源于C3～C6横突，止于枕骨基底部。颈长肌位于椎体侧方，起于寰椎止于T3。在此操作中，需应用双极电凝和骨蜡进行精确止血。颈部中线位于左右两侧的颈长肌之间，颈长肌位于椎体侧方，颈深筋膜的椎前层跨过中线。将颈长肌进行骨膜下剥离，将颈长肌与颈动脉鞘一起向中线牵开。在分离颈长肌时，由于颈交感链活动性差且有神经节形成，故较迷走神经更容易辨认。

10.2.5.3 潜在并发症

并发症的发生可能与椎动脉损伤有关，或与之前手术步骤中提到的神经牵拉有关。

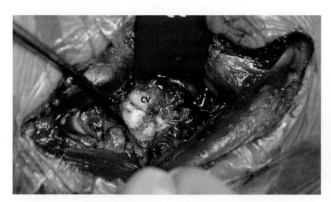

图10-60　右侧：颈椎外侧入路暴露出的颈椎（CV）

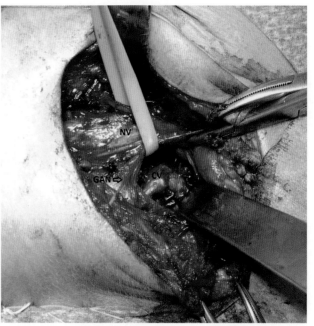

图10-61　左侧：牵开颈动脉鞘（NV），暴露颈椎椎体（CV）、耳大神经（GAN）

参考文献

[1] Smith GW, Robinson RA (1958) The treatment of certain cervicalspine disorders by anterior removal of the intervertebral disc aninter-body fusion. J Bone Joint Surg Am 40−A: 607−623.

[2] Southwick W, Robinson RA (1957) Surgical approaches to the vertebral bodies in the cervical and lumbar regions. J Bone Joint Surg Am 39: 631−644.

[3] Cloward R (1958) The anterior approach for removal of ruptured cervical disks. J Neurosurg 15: 602−617.

[4] McAfee PC, Bohlman HH, Riley LH, et al (1987) The anterior retropharyngeal approach to the upper part of the cervical spine. J Bone Joint Surg Am 69: 1371−1383.

[5] Fang HS, Ong GB (1962) Direct anterior approach to the upper cervical spine. J Bone Joint Surg Am 44: 1588−1604.

[6] Whitesides TE, Kelly RP (1966) Lateral approach to upper cervical spine for anterior fusion. South Med J 59: 879−883.

[7] Whitesides TE, McDonald AP (1978) Lateral retropharyngeal approach to the upper cervical spine. Orthop Clin North Am 9: 1115−1127.

[8] Russo A, Albanese E, Quiroga M, et al (2009) Submandibular approach to the C2−3 disc level: microsurgical anatomy with clinical application. J Neurosurg Spine 10: 380−389.

[9] Haller JM, Iwanik M, Shen FH (2011) Clinically relevant anatomy of high anterior. Spine 36(25): 2116−2121.

[10] Laus M, Alfonso C, Ferrari D, et al (1995) Lateral retrovascular approach to the upper cervical spine. Chir Organi Mov 80(1): 65−75.

颈椎后入路

11

R.盖尔曼迪，M.吉罗拉米，A.加斯巴里尼和S.博里亚尼

在颈部，颈椎占据了横截面的中间部分，其后部被一层厚厚的肌肉所包围（见第2章下颈椎解剖）。

颈后部的肌肉是两侧对称分布的，并与胸腰段肌群纵向相连。

标准的颈椎后入路是通过两侧肌肉间隙进行的，将支配和供应颈椎的神经和血管从背侧分离（图11-1）。

因此，项韧带，是两侧肌肉之间的隔膜，是一个真正的中线平面，如果沿此处分离，则不会损伤到任何重要结构。此外，这也能最大限度地减少出血，并保持一个结实的组织层来缝合伤口。

沿中线的颈椎后入路可以暴露出后弓和椎板直至枕骨。

患者摆好体位后（图11-2），在切开皮肤之前，应根据需要显露的部位，在颈部区域做切口标记。

主要的体表标志如下：

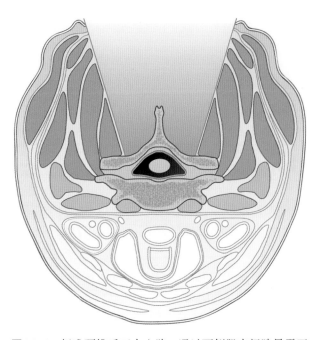

图11-1 标准颈椎后正中入路，通过两侧肌肉间隙暴露至椎板背面

- 枕骨外枕部突起（枕外隆突）
- 第一个可触及的棘突→C2（枢椎）
- 颈胸交界处显著的棘突→C7（隆椎）
- 乳突

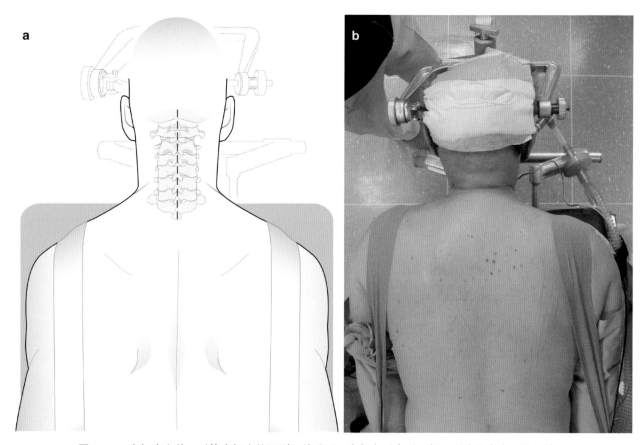

图 11-2　在切皮之前，对体表标志的识别至关重要，肩部向后牵引可保证颈胸段术中透视的效果

11.1　上颈椎（C1～C2）

颅颈交界区（CVJ）椎管宽度比下颈椎宽。因此，对于颅颈交界区而言，失稳比脊髓压迫更常见。

沿后正中线切开皮肤后，可在枕骨下方触摸到C2棘突的尖端。紧靠上方1～2 cm，可触摸到C1后结节位于枕骨下方肌层深面（头后大直肌、头后小直肌、头上斜肌、头下斜肌，图11-3）。

由于C2椎板与侧块之间的骨面为众多肌肉附着点。因此，在向外分离超过12～15 mm后必须轻柔和小心，以避免损伤以下神经血管结构：

● 椎动脉

● C1

● C2（阿诺尔德神经）

● 枕下静脉丛（位于C1～C2间隙后面）

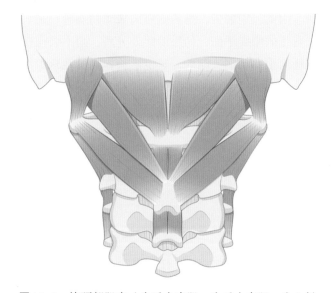

图 11-3　枕颈部肌肉（头后大直肌、头后小直肌、头上斜肌、头下斜肌）

11.1.1　解剖关键点

1. 寰椎后结节
2. 寰椎横突
3. 枢椎棘突（向两侧分叉）

11.1.2　重点：椎动脉

　　椎动脉（VA）的走行可分为四个部分（图11-4）：

　　V1，起源于锁骨下动脉（C7横突前）至C6横突孔入口处。

　　V2，在C6～C1横突孔内。

　　V3，从寰椎的上方到枕骨大孔（C0）。

　　V4，从枕骨大孔进入硬膜内与对侧椎动脉汇合形成基底动脉。

　　后路手术中最易损伤的是椎动脉V3段，尤其在分离颅颈交界区时（4.2%～8.1%）。埃布拉海姆（Ebraheim）等人建议对于后路肌肉分离应保持在中线以外12 mm内，并且在寰椎后弓上的分离应保持在中线以外8 mm内。

　　由于手术平面的不同，椎动脉在不同区域也可能存在损伤风险（图11-5）。

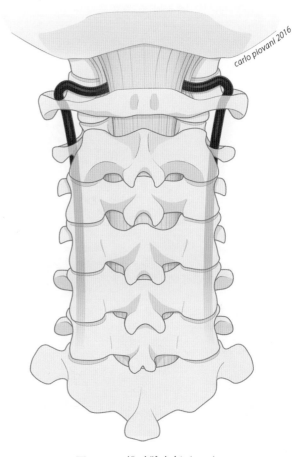

图 11-4　椎动脉走行（VA）

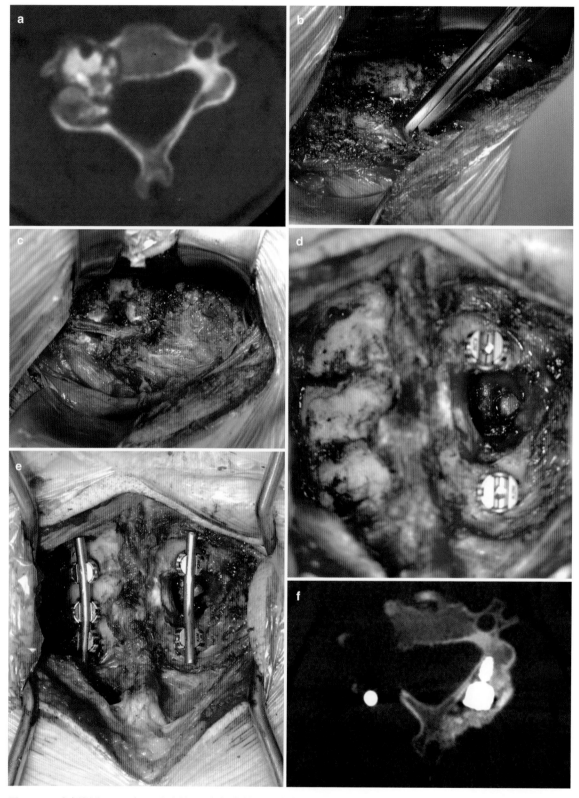

图11-5 病例报告。一名19岁女性C4右侧成骨母细胞瘤（OBL，WBB 8～10／A～D）主诉颈部疼痛，右臂时常麻木（a）。在手术治疗之前的血管造影中，右侧椎动脉明显受压。前后路联合手术，A：经胸锁乳突肌入路，分离椎动脉解除压迫（b）病灶内切除肿瘤（c）；P：颈后入路，完全切除肿瘤（d）后侧块固定，与大多数后路手术不同，置钉过程中易损伤椎动脉V2段（e）。术后CT显示肿瘤完全切除（f）

11.2 下颈椎（C3～C7）

最常用的手术入路是沿枕外隆突至C7棘突顶点间的后正中线切开皮肤进行操作（图11-6）。

切口必须以病变节段为中心，并根据要暴露的平面将其向头部和尾端延伸。

术中定位对于确定水平很重要：在切开皮肤之前，在剥离之后，在骨骼上进行任何手术操作之前均应定位。

一旦确定棘突尖端和（或）棘上韧带头端（图11-7），则从中线向两侧进行椎旁肌的骨膜下剥离，直至充分暴露侧块外缘（图11-8）。

11.2.1 解剖关键点

1. 项韧带
2. 棘突（C2，C7～T1）和棘上韧带
3. 侧块
4. T1和肋骨

11.2.2 要点

1. 肌肉出血特别麻烦，影响手术视野，且难以完全控制，所以，应尽量避免不必要的剥离，以保护椎旁肌肉的神经支配和血液供应。

2. 颈椎侧块的上关节面指向背侧和头侧，下

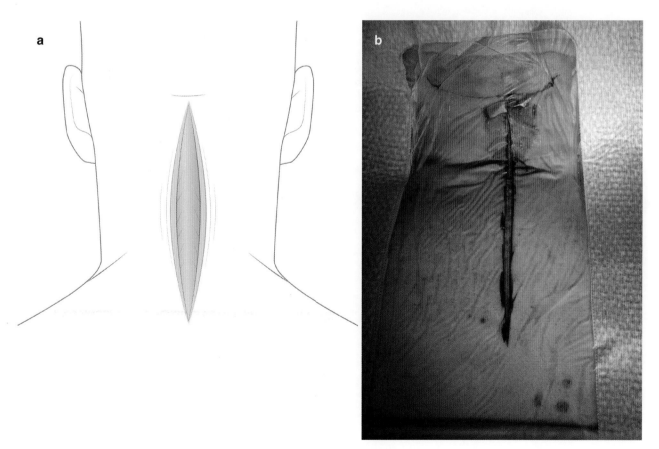

图11-6 切开皮肤及皮下组织

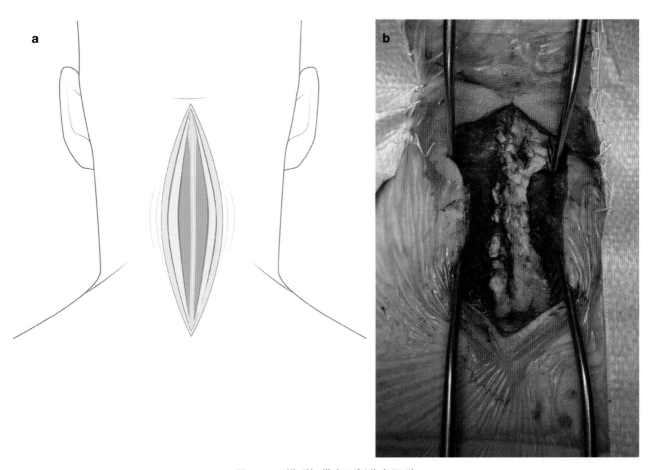

图 11-7 沿项韧带向两侧分离肌群

关节面指向腹侧和尾侧。关节面头尾方向的斜率随着椎体水平的下降逐渐增加，在胸椎时关节面几乎垂直。

3. 除 C7 外，颈椎棘突向两侧分叉。

4. T1 有与第一肋骨相连的横突。

11.3 向下延伸：颈胸交界处

颈椎后正中入路可向下延伸至颈胸交界处，继续延伸，可到腰椎和骶骨尾端，理论上可以向下延伸直至术者想要达到的任何水平。

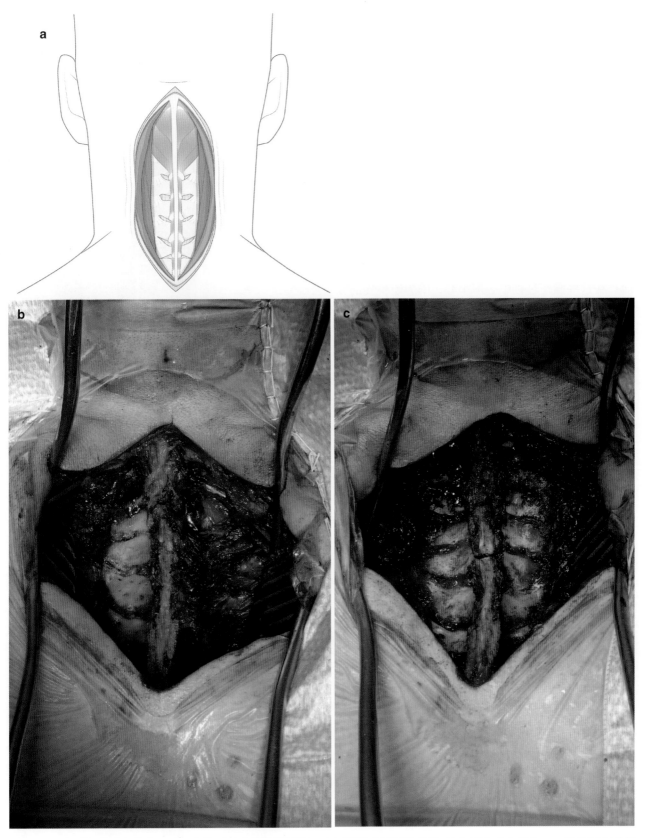

图11-8 沿项韧带进行分离（a）。定位至正确的操作平面，向两侧分离至侧块外缘（b）减少术中出血——尽量不去剥离毫无价值的组织结构，只需暴露至可识别关键结构，即侧块置钉点（c）

11.4 椎管解剖

椎管是由前方的椎间盘和椎体，侧后方的椎弓根和椎板环绕组成的呈管状的解剖结构。解剖椎管之前，按照标准后正中入路，骨膜下剥离椎旁肌肉至手术需要到达椎板平面。

为了进入椎管，需切除单侧或双侧椎板和黄韧带（椎板切除术和黄韧带切除术，图11-9）。屈曲头部，牵开棘突间隙，以增加可操作空间。

切除椎板结构暴露椎管内容物：神经和被包裹在硬膜外脂肪里的静脉丛（图11-10）。通过轻柔地牵开硬膜囊及发出的脊神经可以达到椎体的背面。在这些操作过程中必须小心，因为硬膜囊的腹侧可能有Hoffmann韧带（颈椎罕见）与椎体前柱的背侧相连。

硬膜囊本身分为两层：硬脊膜和蛛网膜。最外层的硬脊膜是白色、光滑的，厚而致密，内层的

蛛网膜，是无色透明的，并且非常薄（蛛网状）。破坏蛛网膜的完整性，可能会导致脑脊液硬膜外渗漏，因此必须加以保护。

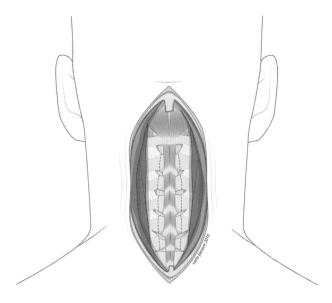

图11-9 单侧或双侧切除椎板，进入椎管

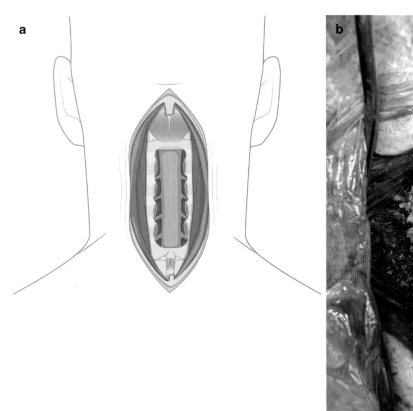

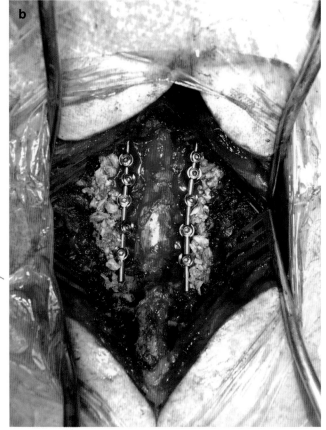

图11-10 切除椎板后，可以看到硬膜囊和脊神经

参考资料

1. Abumi K (2015) Cervical spondylotic myelopathy: posterior decompression and pedicle screw fixation. Eur Spine J 24(Suppl 2): 186–196.

2. Bauer R, Kerschbaumer E (1987) Operative approaches in orthopedic surgery and traumatology. Thieme, New York .

3. Ebraheim NA, Xu R, Ahmad M, et al (1998) The quantitative anatomy of the vertebral artery groove of the atlas and its relation to the posterior atlantoaxial approach. Spine (Phila pa 1976) 23(3): 320–323 ; Epstein NE (2015) Open laminoforaminotomy: a lost art? Surg Neurol Int 6(Suppl 24): S600–S607.

4. Harel R, Stylianou P, Knoller N (2016) Cervical spine surgery: approach-related complications. World Neurosurg 94: 1–5.

5. Jalai CM, Worley N, Marascalchi BJ, et al (2016) The impact of advanced age on peri-operative outcomes in the surgical treatment of cervical spondylotic myelopathy: a nationwide study between 2001 and 2010. Spine (Phila Pa 1976) 41(3): E139–E147.

6. Phan K, Scherman DB, Xu J, et al (2017) Laminectomy and fusion vs laminoplasty for multi-level cervical myelopathy: a systematic review and meta-analysis. Eur Spine J 26(1): 94–103.

7. Schroeder GD, Hsu WK (2013) Vertebral artery injuries in cervical spine surgery. Surg Neurol Int 4(Suppl 5): S362–S367.

8. Seng C, Tow BP, Siddiqui MA, et al (2013) Surgically treated cervical myelopathy: a functional outcome comparison study between multilevel anterior cervical decompression fusion with instrumentation and posterior laminoplasty. Spine J 13(7): 723–731.

9. Smith JS, Ramchandran S, Lafage V, et al ; International Spine Study Group (2016) Prospective multicenter assessment of early complication rates associated with adult cervical deformity surgery in 78 patients. Neurosurgery 79(3): 378–388.

颈椎典型病例

12

A. 加斯巴里尼，M. 吉罗拉米，R. 盖尔曼迪，Y. E. 阿克曼和S. 博里亚尼

12.1　上颈椎

14岁女性，颈部进行性疼痛，右侧椎旁肌肉痉挛性疼痛，向头部放射。疼痛与负重无关，夜间加重。体格检查显示轻度腱反射亢进，步态异常，霍夫曼征阳性，髌阵挛踝阵挛阳性。

颈椎正侧位及张口位X线片显示骨质破坏，侵蚀右侧侧块并延伸到椎体。

CT更清楚地显示了病变部位宿主骨反应和骨质受累范围。矢状位扫描显示病变侵蚀了整个侧块，并侵入后方关节间隙和同侧椎间孔。轴位扫描显示病变侵蚀侧块后外侧皮质骨，侵入椎管，硬膜外腔狭窄。

MRI血管成像显示病变部位的血供丰富且与椎动脉关系密切。因此，在手术切除病变之前，必须进行血管造影和椎动脉栓塞。

为了完整切除病变，重建和恢复病变节段脊柱的稳定性，计划采用先前再后联合入路。通过前外侧入路，可以全面观察右侧侧块，进行肿瘤分块切除。

植入装有骨移植物的Harms钛笼及后路侧块钉棒，重建颈椎稳定性。

4个月后随访显示钛笼内骨移植物有骨融合迹象。术后3年随访显示固定关节融合且肿瘤未见复发（图12-1、图12-2、图12-3、图12-4、图12-5、图12-6、图12-7和图12-8）。

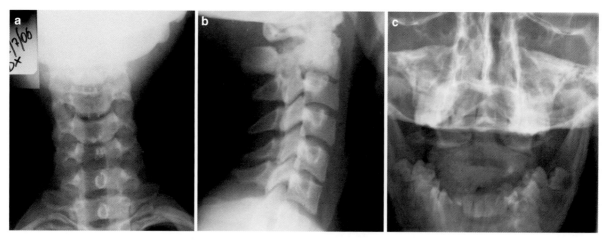

图 12-1　术前 X 线片　正位（a），侧位（b）和张口位（c）

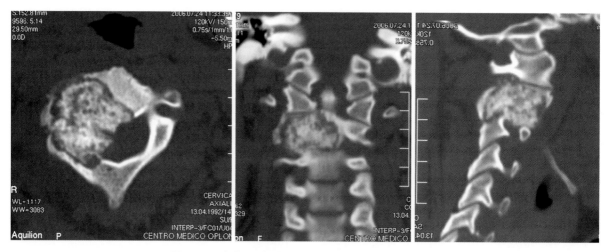

图 12-2　术前 CT 扫描，C2 成骨细胞瘤的特征性改变

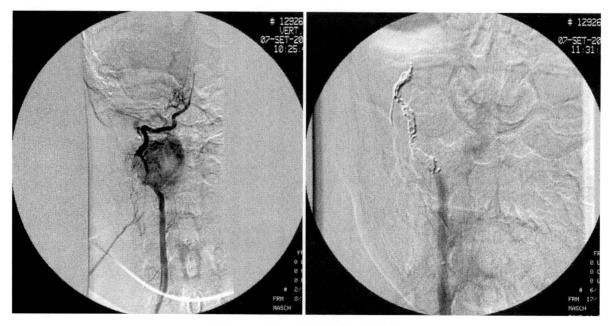

图 12-3　术前血管造影和椎动脉栓塞

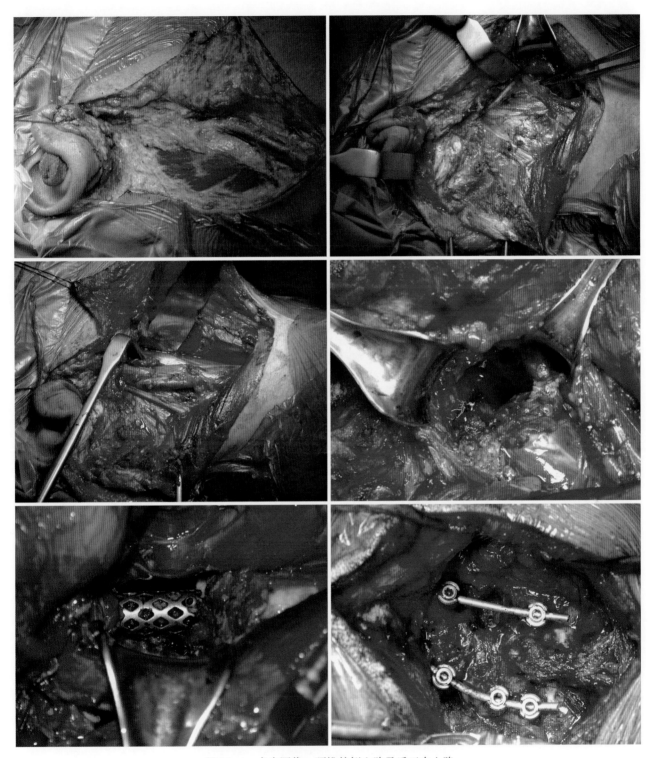

图12-4　术中图像，颈椎外侧入路及后正中入路

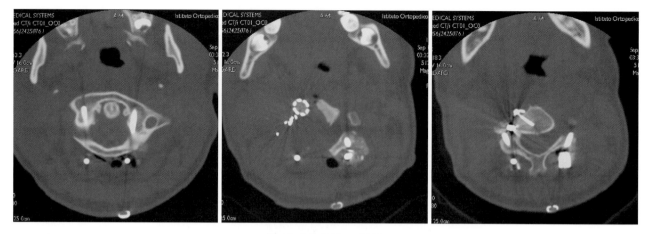

图12-5 术后CT扫描

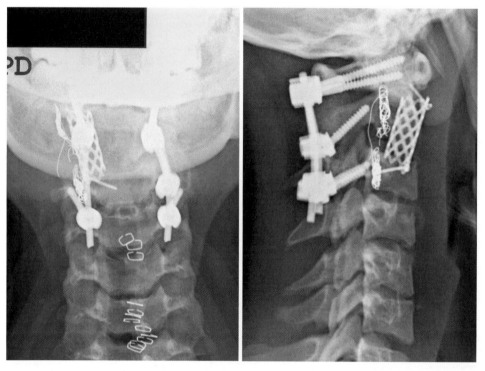

图12-6 术后站立位X线片

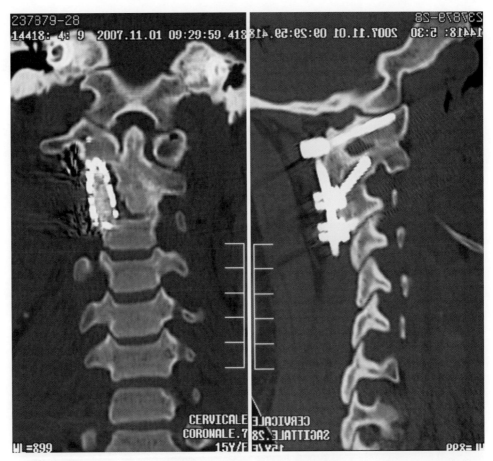

图12-7 术后4个月随访CT扫描

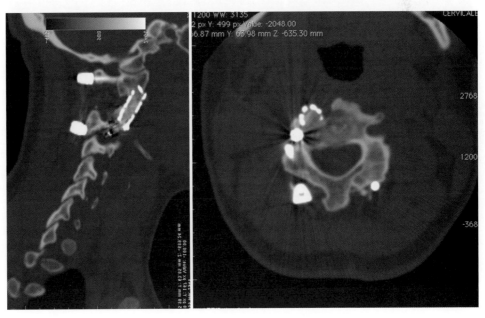

图12-8 术后3年随访CT扫描

12.2 下颈椎

12.2.1 前路手术

12.2.1.1 颈椎前路椎间盘摘除融合术（ACDF）

43岁女性，主诉颈痛、右上肢C7神经根分布区域放射痛，保守治疗6周无效。患者有感觉异常及麻木症状，体格检查提示右侧屈腕肌、指伸肌肌力减退及右侧肱三头肌反射减弱。

矢状位及轴位MRI提示C6 ～ C7椎间盘退变，前方脑脊液信号消失，脊髓受压。

手术采取左侧颈前入路，术中透视后将C6 ～ C7椎间盘完全切除以保证椎管及神经的彻底减压。在处理终板时将相邻节段撑开，放置带有标记线的PEEK材料椎间融合器或钽金属材料椎间融合器，轻度加压后最终锁定（术后3个月随访的X线与CT影像）（图12-9、图12-10和图12-11）。

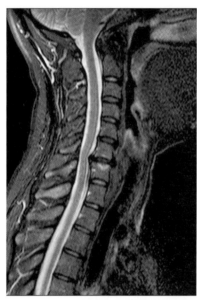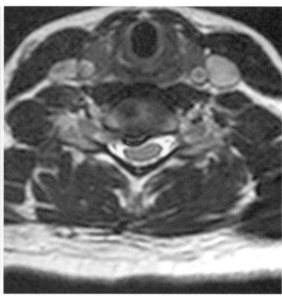

图12-9　术前MRI

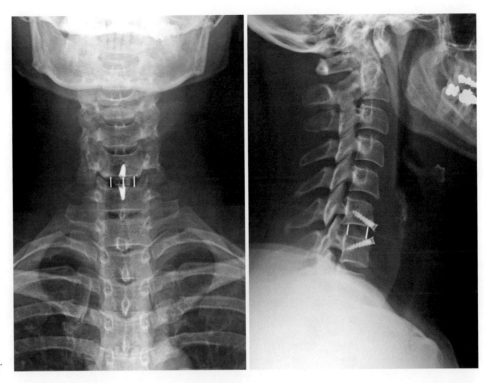

图12-10 术后立位X线平片

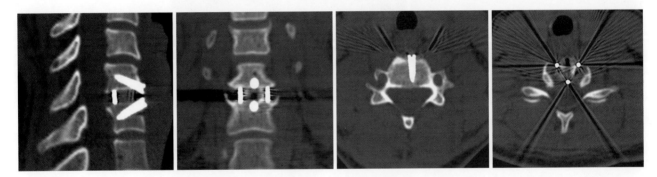

图12-11 术后CT扫描

12.2.1.2 颈椎人工椎间盘

48岁女性，主诉颈痛、右上肢C6神经根分布区域放射痛，保守治疗6周无效，患者主诉有感觉异常、麻木症状。体格检查提示腕伸肌肌力减弱及肱桡肌反射减弱。

矢状位及轴位MRI提示C5～C6椎间盘退变，前方脑脊液信号消失，脊髓受压。

手术采取左侧颈前入路，术中透视后将C5～C6椎间盘完全切除以保证椎管及神经的彻底减压。在处理终板时将相邻节段撑开，在C5～C6椎间隙植入Bryan颈椎间盘系统，在恢复间隙高度的同时保留手术节段一定的活动度（图12-12、图12-13、图12-14、图12-15和图12-16）。

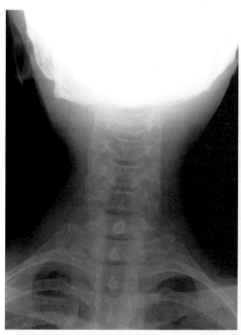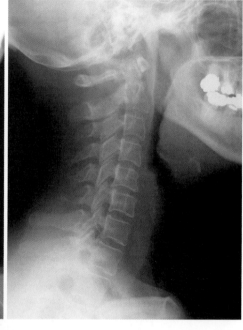

图12-12 术前立位X线平片

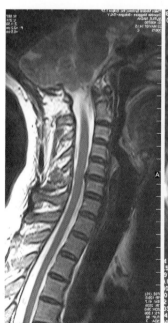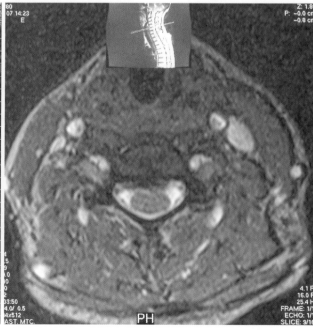

图12-13 术前MRI

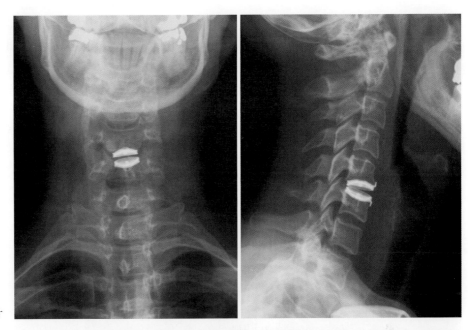

图12-14　术后立位X线平片

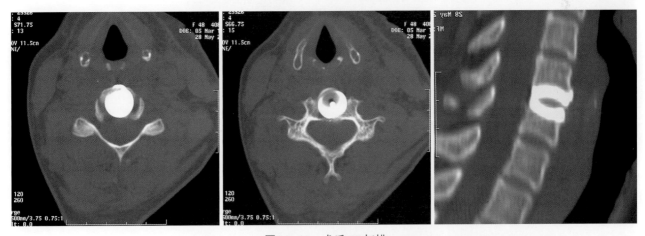

图12-15　术后CT扫描

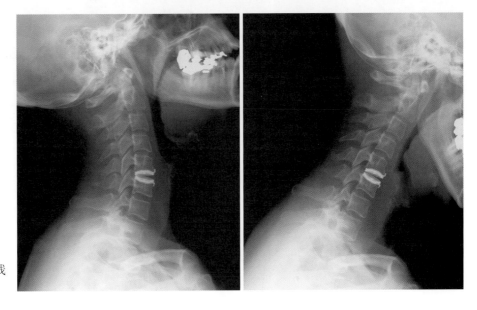

图12-16　术后过屈过伸位X线
　　　　平片

12.2.1.3 颈椎人工椎间盘失败行ACDF手术翻修

56岁女性，C6～C7椎间盘置换术后再次出现持续加重的颈部疼痛10个月。正侧位X线片提示假体向后脱位，但动力位检查并无明显节段不稳。

术中图像显示移除脱位假体，椎间隙植入碳纤维融合器（carbon fiber-reinforced polymer, CFRP）以稳定手术节段及提供前柱支撑。外加钢板用于恢复前柱张力带（图12-17、图12-18、图12-19、图12-20、图12-21、图12-22和图12-23）。

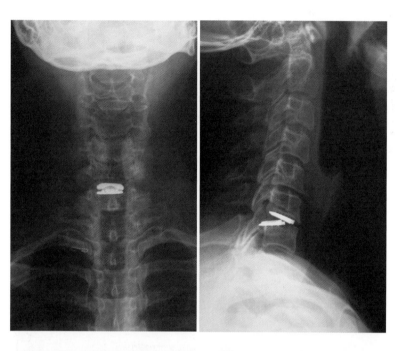

图12-17 术前立位X线平片

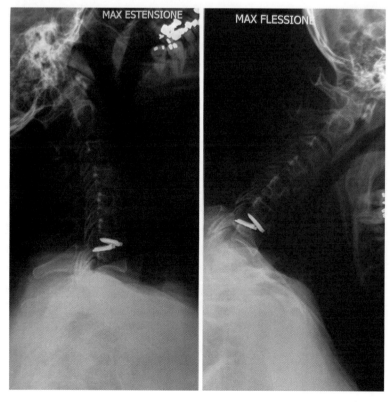

图12-18 术前过屈过伸位X线平片

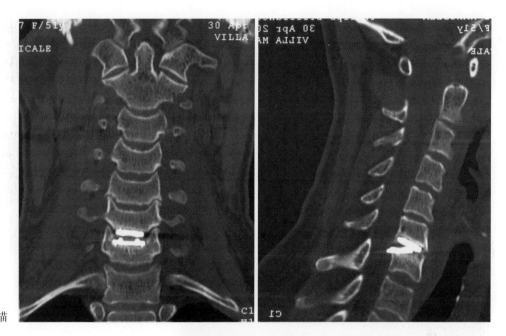

图12-19 术前CT扫描

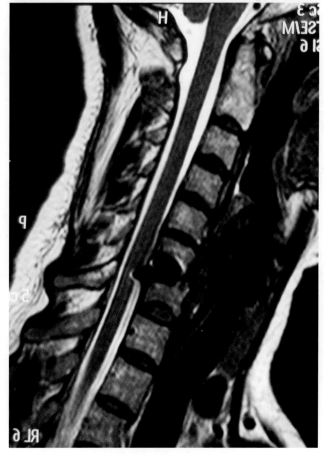

图12-20 术前MRI

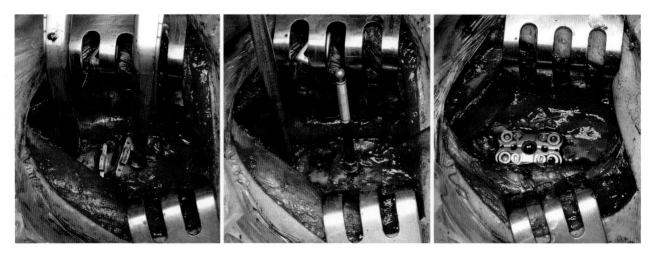

图12-21 术中影像

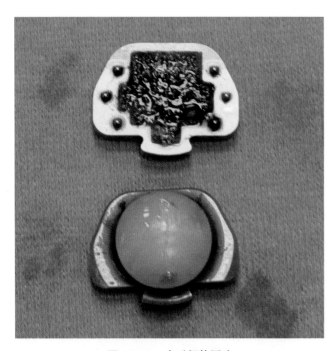

图12-22 术后假体图片

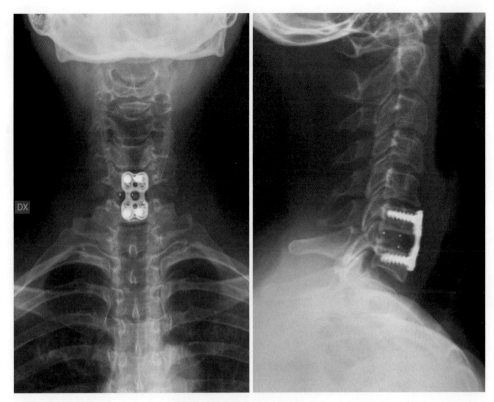

图12-23 术后立位X线平片

12.2.1.4 前路颈椎椎体次全切除融合术（ACCF）

53岁男性，主诉下肢麻木、步态不稳。患者偶有颈部疼痛，有时会向上肢放射，但无特定的皮节分布。体格检查提示广泛的肌张力增高，腱反射亢进，Hoffmann征阳性以及髌阵挛、踝阵挛阳性。

正侧位X线提示颈椎病及颈椎前凸丢失。

矢状位MRI提示C5～C5和C6～C7椎间盘突出，脊髓高信号等脊髓型颈椎病征象。动力位X线没有发现节段不稳，提示后方张力带完整。

术中图像显示颈前入路，C6椎体次全切，用填充了自体骨及同种异体骨（来源于医院已注册的组织标本库）的钛笼进行重建。

前路钢板用于恢复前方张力带。

术后X线平片及CT扫描显示内植物位置良好（图12-24、图12-25、图12-26、图12-27和图12-28）。

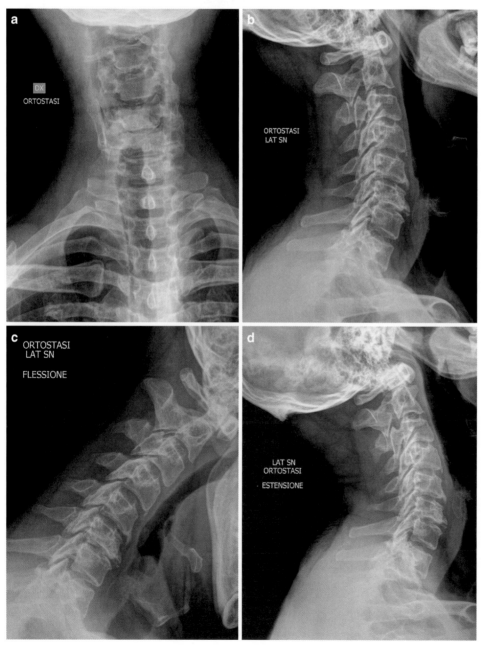

图12-24　术前立位（a，b）及过屈过伸位（c，d）X线平片

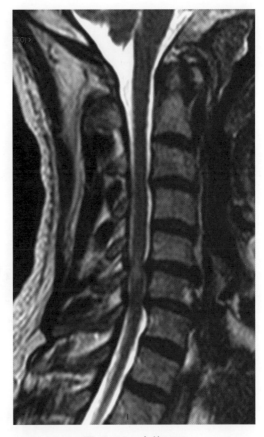

图 12-25 术前 MRI

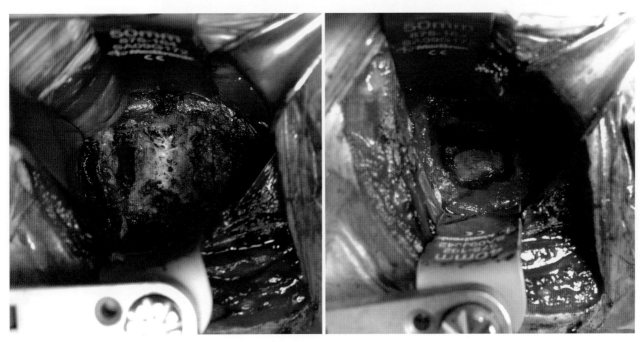

图 12-26 术中影像

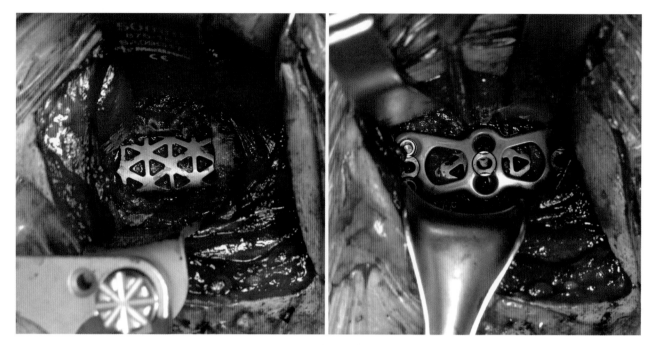

图12-26 术中影像（续）

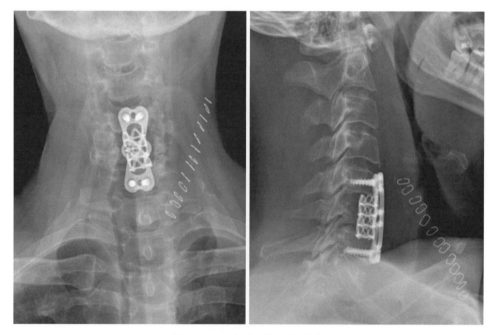

图12-27 术后立位X线平片

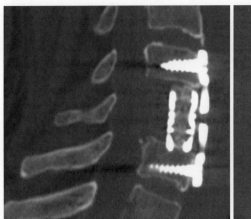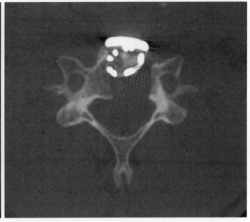

图12-28 术后CT扫描

12.2.2 后路手术

12.2.2.1 椎板成形术

63岁男性，主诉下肢麻木，步态障碍，患者偶有颈部疼痛，有时会向上肢放射，但无特定的皮节分布。体格检查提示广泛的肌张力增高，腱反射亢进，Hoffmann征阳性及髌阵挛、踝阵挛阳性。

正侧位X线片提示颈椎病，矢状位MRI提示多节段环形压迫、椎管狭窄。

采用后入路，Tomita技术行椎板成形术，在C3～C4～C5～C6节段水平使用同种异体骨以维持后方椎板开门（图12-29、图12-30、图12-31、图12-32、图12-33和图12-34）。

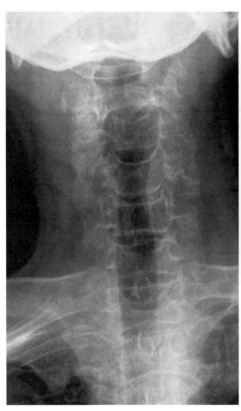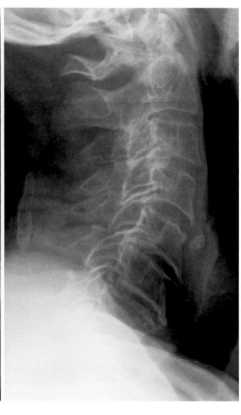

图12-29 术前立位X线平片

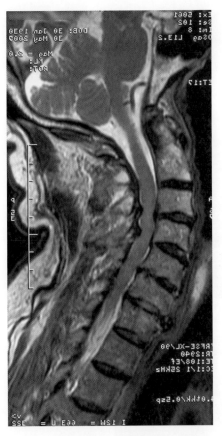

图12-30 术前MRI

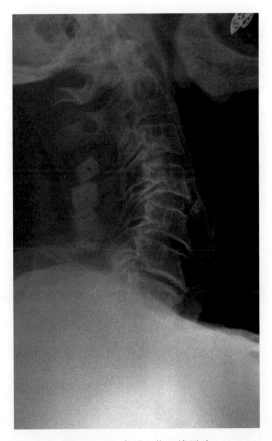

图12-32 术后立位X线平片

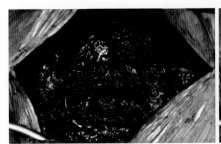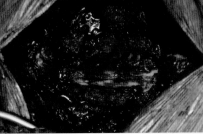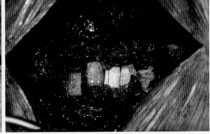

图12-31 术中影像

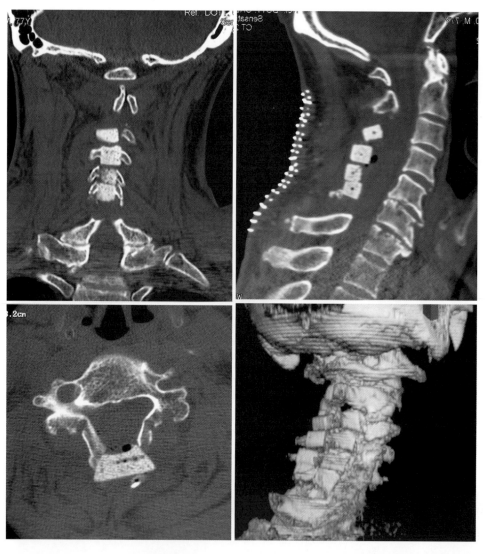

图12-33 术后CT扫描

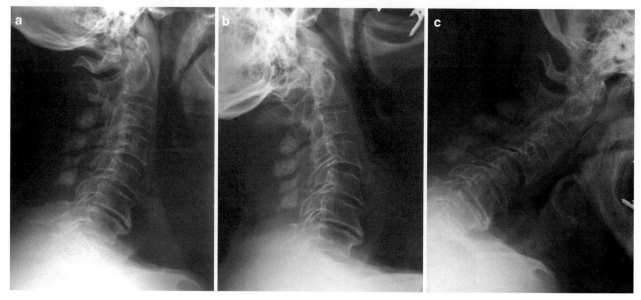

图12-34 术后过屈过伸位（a，c）及立位（b）X线平片

12.2.2.2 后路固定融合

32岁女性，主诉逐渐加重的颈部疼痛数月，近期右侧椎旁肌内出现硬结，神经系统检查无明显阳性体征，尝试物理治疗后症状无明显缓解。

X线平片显示颈椎后部结构有一个骨溶解区域，后方软组织中有阴影。MRI显示病变位于C7右侧侧块关节并侵袭椎旁肌。CT扫描显示病灶内有"爆米花"样骨化灶，是软骨组织肿瘤典型征象。

行组织活检后组织病理学检查诊断为软骨肉瘤Ⅰ级。

通过单纯后路手术，将C4～C7后方结构扩大整块切除。

后路钉棒系统重建脊柱稳定性，使用大块同种异体骨重建椎管（穹顶技术），沿双侧椎弓根或侧块置入螺钉。

将同种异体皮质骨裁成"H"形置于C3至T1后弓之间来分担后方内固定所受应力。由于这种技术的骨传导及骨诱导特性使得后方关节得以融合。此外，骨块覆盖在椎管后方可以保护里面的神经结构以及提供脊柱后柱结构的即刻稳定性（图12-35、图12-36、图12-37和图12-38）。

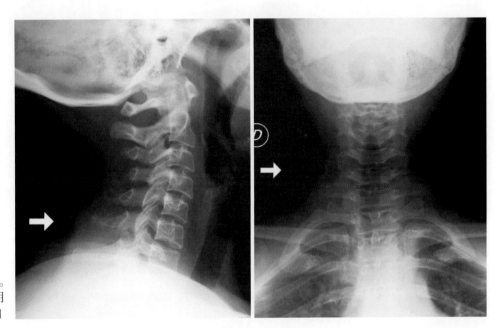

图12-35　术前立位X线。箭头指示病变阴影侵袭椎旁肌肉

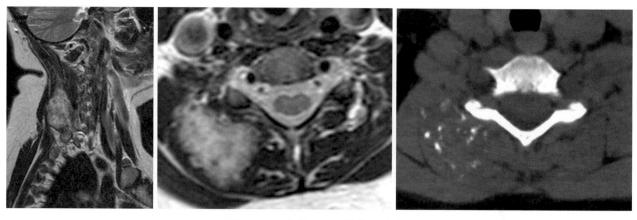

图 12-36　术前 MRI 及轴位 CT 扫描

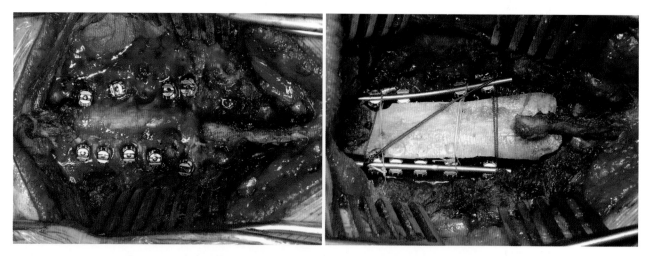

图 12-37　术中影像。使用同种异体骨重建后方结构（Roof technique 穹顶技术）

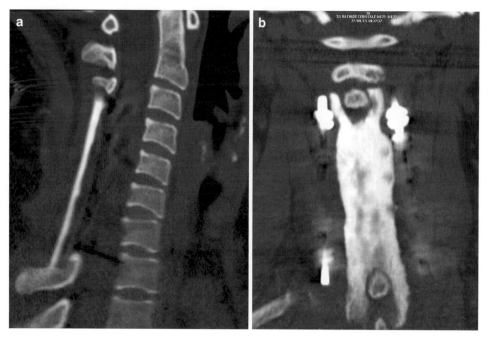

图 12-38　术后 CT 扫描

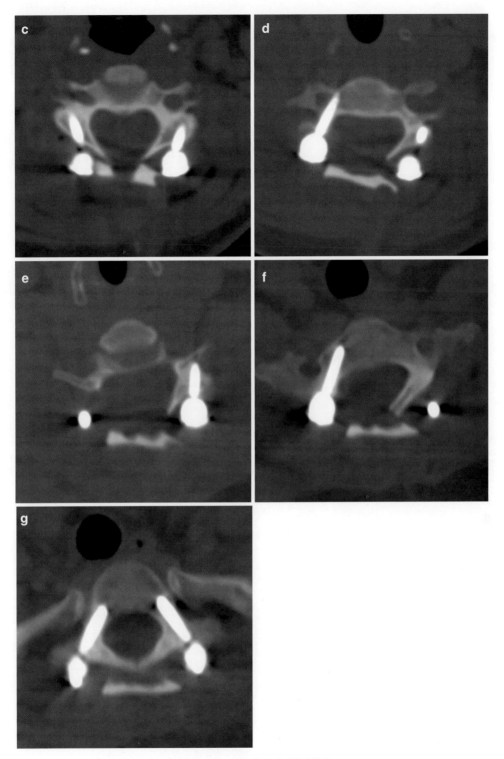

图 12-38 术后 CT 扫描（续）

12.2.3 前后联合手术

12.2.3.1 单节段

56岁女性，主诉突发颈部疼痛。

4年前有"结肠癌"治疗史，一直随访至今。自述颈部疼痛难以忍受，体格检查椎旁肌疼痛痉挛。神经系统查体无明显阳性体征。

X线平片显示C6椎体骨折，矢状位MRI显示C6椎体信号改变，脊髓无明显受压。

进一步CT扫描以明确骨折分型是有必要的。

组织活检后组织病理学检查诊断为结肠癌转移。

骨扫描没有发现其他病灶。证实颈椎病理性骨折为单处骨转移，有手术切除适应证。

首先采取颈前入路，暴露病变椎体，对肿瘤行囊外切除。

使用骨水泥强化的同种异体骨材料填充骨缺损处以支撑颈椎前柱，并用前路钢板重建前方张力带。

再行后路行椎板切除内固定术以解除脊髓压迫、恢复脊柱稳定性。

术后CT扫描提示内固定位置良好（图12-39、图12-40、图12-41、图12-42、图12-43、图12-44、图12-45和图12-46）。

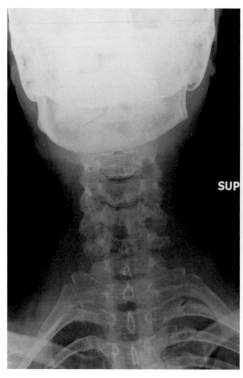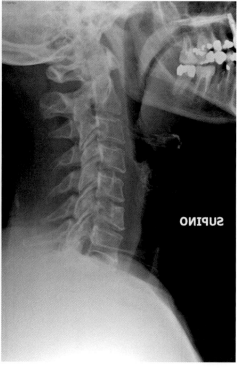

图12-39 术前X线平片

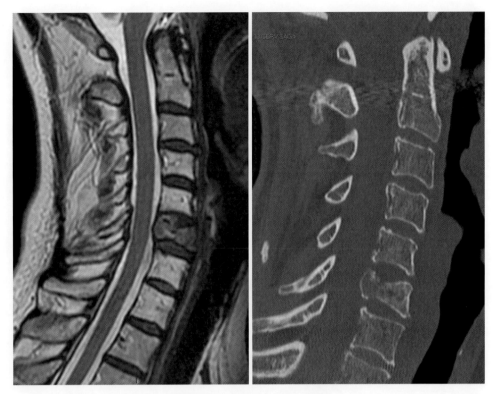

图12-40 术前MRI及CT扫描

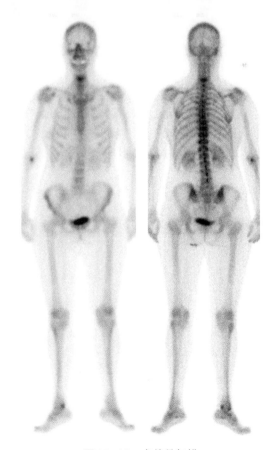

图12-41 术前骨扫描

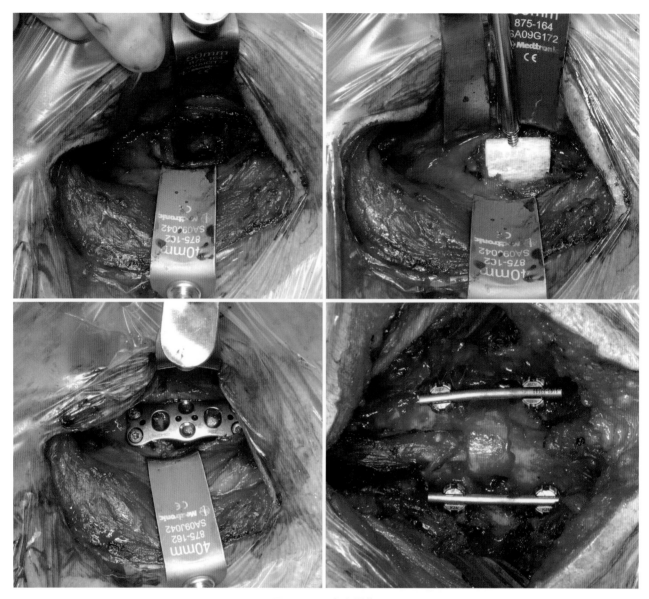

图 12-42　术中影像

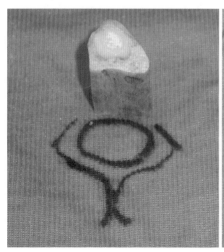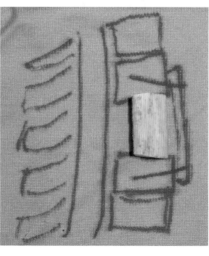

图 12-43　使用骨水泥强化的同种异
体骨材料重建椎体

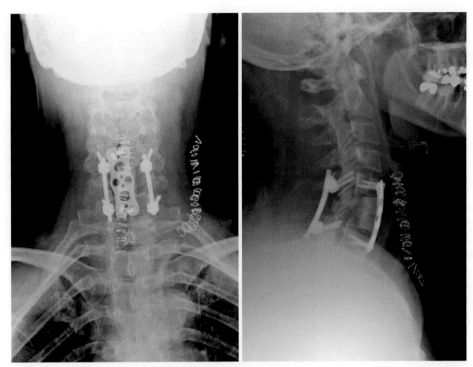

图12-44　术后立位X线平片

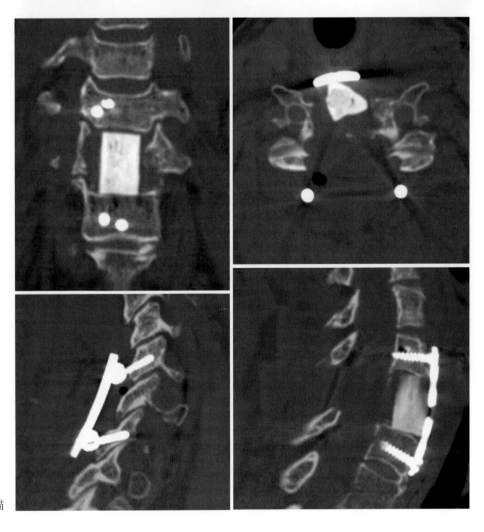

图12-45　术后CT扫描

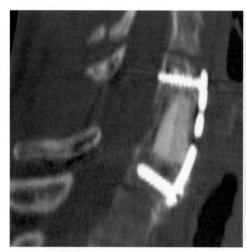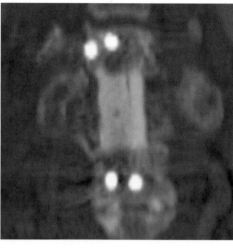

图12-46　2年随访CT扫描

12.2.3.2 多节段

39岁男性，主诉颈部疼痛难忍数月余，并逐渐加重。尝试物理治疗后症状无明显缓解。既往无肿瘤病史。体格检查提示椎旁肌肉疼痛痉挛，但神经系统查体无明显阳性体征。

MRI显示C4椎体左侧侧块占位性病变，占位病变凸入椎管并延伸至前方椎体层面。CT扫描进一步反映了病变椎体骨性结构受累情况。

行组织活检后组织病理学检查诊断为软骨肉瘤2级伴有去分化成骨区域，其余为成软骨细胞肉瘤3级。

采用前后联合入路切除占位病变、重建脊柱稳定、恢复脊柱序列。

首先行后路钉棒内固定术，椎板切除后行减瘤手术。

颈前入路显露保护椎动脉，充分松解瘤体与周围组织粘连，完整切除肿瘤。

使用三皮质自体髂骨移植重建前柱。

使用前路钢板重建前方张力带。

术后X线平片及CT扫描显示内固定位置良好，脊柱序列平衡。

2年随访显示同种异体骨与自体骨融合（图12-47、图12-48、图12-49、图12-50、图12-51、图12-52和图12-53）。

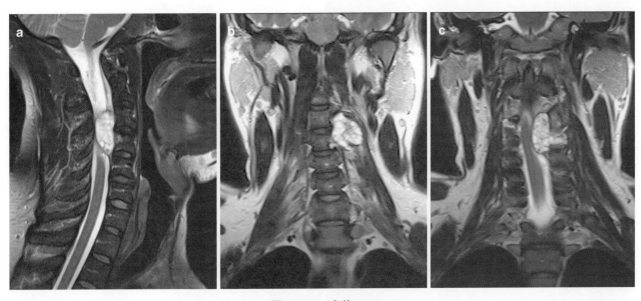

图12-47　术前MRI

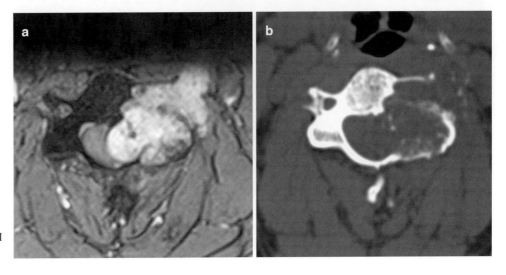

图12-48　术前轴位MRI及CT扫描

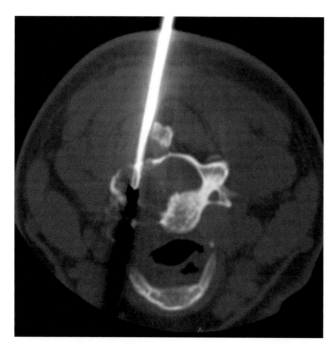

图12-49 CT引导下套管针活检

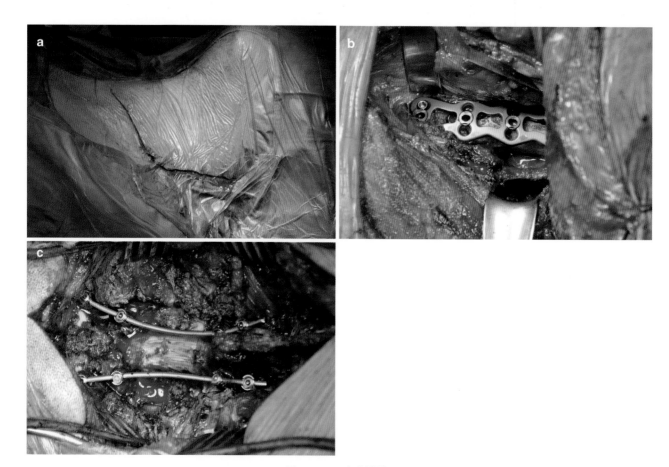

图12-50 术中影像

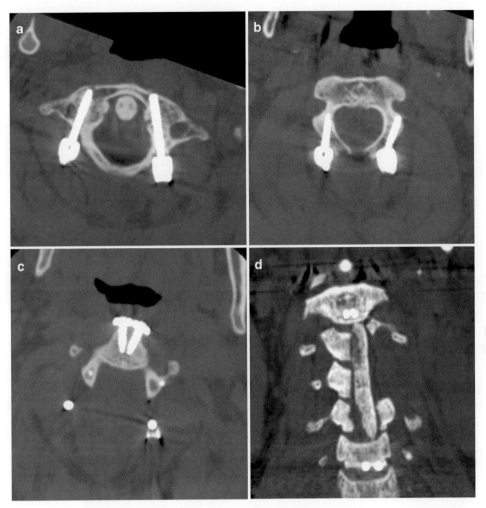

图12-51　术后CT扫描

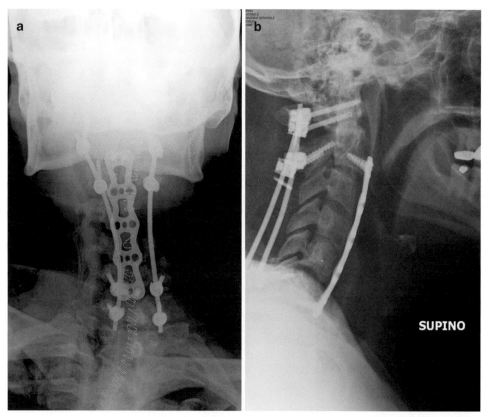

图12-52 术后X线平片

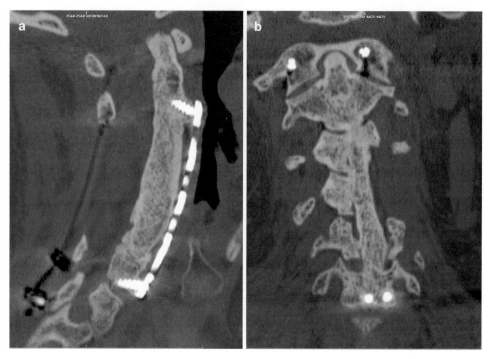

图12-53 2年随访CT扫描

颈椎手术并发症

13

加布里尔·莫尔泰尼，马尔科·朱塞佩·格雷科和皮埃尔·瓜里诺

颈椎手术不仅需要医生掌握扎实的颅底、颈椎解剖知识，还要有丰富的手术经验。事实上在颈椎部位有许多血管、神经以及气管、食管等结构。具体手术技术在之前的章节已经讲过，我们现在要关注这些手术技术主要的并发症。

以美国退变性颈椎疾病手术为例，1992—2001年报告其并发症发生率为3.93%。具体而言，诊断为颈椎病的患者中并发症发生率最高的有脊髓型颈椎病（6.5%）、后路融合（10.5%）及前后联合融合手术（9.02%）。

据报道，颈椎手术并发症发生率也与住院时间长短有关。

在同一时期，患者的院内死亡率为0.12%。与患者的年龄紧密相关，20～34岁的患者院内死亡率为0.03%，75岁以上的患者院内死亡率为1.33%。C. 王（C. Wang）和他的同事分析指出，后路手术患者的并发症发生率似乎更高（对于退变疾病手术而言），这也部分解释了之前所述的手术入路并发症较低的原因。回顾文献，手术入路与并发症发生率是否相关仍存在争议[1]。

1997年蔡德曼（Zeidman）和他同事的研究纳入了1989—1993年以来的4 589名颈椎病患者，以上患者的手术是由35名不同外科医生完成，研究表明无论采用什么手术入路，颈椎手术并发症发生率并无显著下降，择期手术并发症发生率均为5%左右，分析发现这5年来并发症的发生率较为稳定（65%的患者行前路手术，剩余35%行后路手术）。

研究还发现围术期使用激素与并发症的发生无明显相关性，而激素的使用仅仅可以缩短住院时间。0.8%的术后死亡病例主要发生于外伤后瘫痪患者，而择期手术发生死亡的病例非常少[2]。

颈椎手术并发症按与手术入路的关系分为一般并发症（与手术入路无关）与特殊并发症。特殊并发症与手术入路相关，可以分术中并发症与术后并发症，或分为短期并发症与长期并发症。文献报道，前路手术严重并发症的发生率高于后路手术，可能是由于解剖结构不同所致，例如食管、气管损伤，内植物移位，以及颈部大血管损伤等并发症常发生于前路手术中[3]。

和所有的外科手术一样，有些并发症与麻醉相关：如恶性高热（罕见），麻醉药物过敏，声带损伤致气道或喉狭窄（与住院时长相关），气管内导管创伤或声门水肿致呼吸衰竭。在一般并发症中，由导尿所引起的并发症（尿道炎、膀胱炎、肾盂肾炎、球状膀胱）需要注意。容（Jung）等报道颈椎间盘退变性疾病行颈前路手术，术后尿潴留

（postoperative urinary retention, POUR）发生率为11.1%。其他并发症有动静脉置管相关并发症（静脉炎、感染性休克），血栓风险以及褥疮[4, 5]。

大多数严重并发症是与手术操作明确相关的，我们需要尽可能区分术中、术后并发症。

13.1　术中并发症

软组织相关术中并发症多见于颈前入路，其中包括颈动脉、颈静脉、椎动脉、胸导管损伤，气胸，食管或（和）气管穿孔，切口感染和血肿。对于损伤到神经结构的术中并发症我们要引起重视，如脊髓、神经根损伤、硬脊膜瘘（前后入路均常见）、喉返神经（recurrent laryngeal nerve, RLN）麻痹以及损伤到颈交感链而导致Horner综合征（通常与颈前入路相关）。在颈前入路骨结构并发症中，最为常见的有内植物位置不当而导致脊髓受压以及固定钢板的螺钉位置不正。对于后路手术而言，最常见的并发症有钛缆拔出，融合节段错误以及钢板、螺钉位置不正。

13.2　术后并发症

前路手术的常见术后并发症有水肿、气管瘘、食管瘘、气管-食管瘘、纵隔炎、发声障碍。

神经结构相关的并发症有脊髓损伤导致的单侧肢体轻瘫或下肢轻瘫，Brown-Sequard综合征，四肢瘫痪，脊髓中央损伤综合征，前索综合征，硬脊膜瘘以及脊膜炎。

骨结构相关并发症有假关节形成，无菌性坏死和椎间盘炎，内植物移位至椎管，成角畸形以及植骨块骨折（罕见）。

颈后入路常引起骨不连、感染、脊髓和（或）神经根损伤以及内固定失败所导致的并发症（如钛缆、螺钉断裂或拔出）。

Halo外固定支架引起的并发症有移位、感染以及穿透颅骨[3]。

手术并发症的分类有多种方法；根据蔡德曼和杜克尔（Ducker）的分类，我们可以将并发症分为主要并发症与次要并发症，次要并发症指其可以在数天内自行缓解的并发症，而主要并发症指延长住院时间和（或）需要积极治疗的并发症。

次要并发症包括吞咽困难、声音嘶哑、一过性咽喉疼痛、血肿及脓肿。主要并发症包括气管—食管瘘、神经根损伤、喉返神经损伤、脊髓损伤、脑脊液漏以及内植物脱出。

其中一个或多个并发症可能是彼此关联的。最常见的是喉返神经损伤（0.07%～11%）与吞咽困难（2%～60%）。

斯帕努（Spanu）等报道并发症发生率10年经验：吞咽困难（5.6%），声音嘶哑（5.6%），一过性咽喉疼痛（4.8%），原有的脊髓病变加重（3%），移植物脱出（1.7%）以及神经根损伤、血肿、切口感染（0.87%）。他们还报道了1例食管损伤（0.43%）病例，无手术相关死亡病例。

择期手术中死亡病例的确非常罕见。绝大多数死亡病例发生于创伤导致严重神经并发症及肺功能不全患者。

由于咽喉、食管、气管水肿所导致的声音嘶哑及一过性吞咽困难不应被当做手术并发症，而应该作为手术管理的一个方面，类似于所有手术后的切口疼痛[2, 6]。

13.3　吞咽困难

吞咽困难常见于颈前入路术后早期，通常在术后6个月恢复。自动牵开器位置不正或暴力牵拉内脏鞘是导致术后吞咽困难的最常见原因。放置前路钢板可能是另一个众所周知的引起术后吞咽困难的原因。还有一些手术后无法立即识别但可能导致吞咽困难的原因，包括局部血肿、组织水肿、喉上神经损伤以及咽丛的去神经化[6]。

13.4　骨赘相关症状

多节段ACDF手术（颈前路椎间盘切除融

合术）或其他颈椎术式术后骨赘形成发生率为20%～30%，大多数患者无明显症状。然而有时骨赘会对颈椎前方结构如咽喉、食管颈段造成占位效应从而导致迟发性吞咽功能障碍或发声困难。颈椎术后增生骨赘激惹迷走神经导致顽固性咳嗽较为罕见但是之前有过报道。手术减压可以减轻症状[7, 8]。

13.5　喉返神经损伤

该并发症与颈前入路相关。可能伴有短暂性咽喉疼痛和吞咽困难或单独出现。单侧喉返神经损伤会导致声音嘶哑。尽管存在争议，但选择颈前左侧还是右侧入路对于保护喉返神经（recurrent laryngeal nerve, RLN）并无显著差异。喉不返神经直接由迷走神经主干发出，右侧喉不返神经常合并右锁骨下动脉畸形，发生率约为1%。左侧喉不返神经非常罕见，常合并右位主动脉弓。

引起喉返神经损伤的原因多为使用带角度或锐性拉钩沿着内脏鞘做锐性分离或暴力牵拉所致[6]。损伤可能是永久或一过性的，一过性损伤多在术后几天到几个月恢复正常。

13.6　短暂性咽喉疼痛

短暂性咽喉疼痛是颈前入路术后较为常见的主诉，多在数天后完全缓解。它可能独立出现，或伴有喉返神经损伤、吞咽困难、内植物脱出[6]。

13.7　切口深部血肿

切口深部血肿常发生于术后12～24 h，与胸锁乳突肌或颈长肌出血相关。文献报道其伴有吞咽困难的发生率为1%～11%。为减少血肿形成，在认清胸锁乳突肌内缘后轻柔地打开颈筋膜中层（气管前筋膜），沿着胸锁乳突肌内侧无血管区域进入，之后使用指尖钝性分离至椎体。由于深部血肿的迟发性（不易被察觉以及外部不可见），准确的诊断常常会被延误。当患者出现气道阻塞时，需要快速前路切开清除血肿减压。

13.8 切口感染和脓肿

切口感染和脓肿并不常见，发生率在0.3%～3%。咽后壁脓肿为颈前路术后迟发性并发症，常合并内植物脱出、螺钉拔出以及吞咽困难（图13-1）。即刻引流并使用抗生素通常可避免更严重的结果。此类患者将会出现不同程度的咽后壁纤维化从而导致持续性吞咽功能障碍[2, 6]。

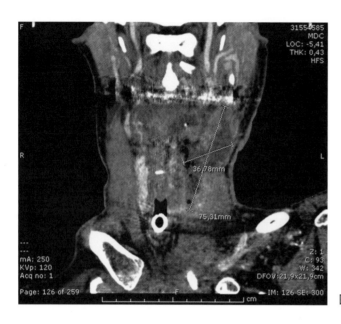

图13-1　颈前路术后颈椎左侧脓肿

13.9　脊髓损伤

脊髓损伤患者常表现为原有脊髓病变症状加重，同时可伴有喉返神经损伤、内植物脱出以及声音嘶哑。有文献报道，在前路椎间盘切除术中出现硬膜囊撕裂后使用自体脂肪作为补片修补时有导致脊髓受压病例[9]。

13.10　内植物脱出

前路内植物脱出发生率约为2.1%，常合并喉返神经损伤、脊髓损伤、咽后壁脓肿及其继发的吞咽困难。在放置内植物时需对椎间隙做适当的撑开以保持其正确的位置，否则假体有可能脱出。保证椎间隙高度与内植物规格良好匹配并不是很容易。采用合适大小的内植物撑开椎间隙并根据椎间隙形状进行塑形可以防止颈前路内植物脱出。

后路内固定失败发生率约为0.3%，包括钛缆断裂、螺钉拔出、植骨块骨折导致融合失败，常见于类风湿患者[2, 6]。

13.11　神经根损伤（合并脑脊液瘘口）

神经功能损伤可能发生于ACDF后，可合并有吞咽困难和发声困难。对于此类病例，应早期行脑脊液瘘口修补和应用广谱抗生素[6]。

13.12　脑脊液漏

脑脊液漏发生率约为0.4%，常发生于后纵韧带骨化（OPLL）患者行椎体次全切除术后或严重的颈椎病患者[2]。此类病例常规要行硬脊膜瘘口修补。

13.13　脑膜炎

颈椎术后出现脑膜炎较为罕见，但却是致死并发症。脊柱术后患者出现发热，颈项强直以及意识错乱三联症要高度怀疑脑膜炎可能。术中误切硬膜是重要的危险因素。早期诊断，有效的抗生素治疗，及时的影像学检查（图13-2）可以获得良好的预后[10]。

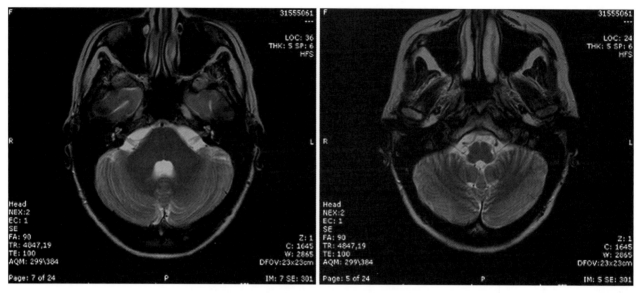

图13-2　轴位 T2 相 MRI 提示脑膜炎

13.14　食管穿孔

颈前路手术出现食管穿孔概率较低，但却是致死病变，死亡率为6%～34%。由于诊断较为困难，常延误治疗，导致颈椎脓肿，纵隔炎，感染性休克甚至死亡。一旦出现应尽早行手术修补。由于颈段食管穿孔导致下行纵隔炎发病较为缓慢，所以

相较胸段、腹段食管穿孔来说风险较低，但仍有多达16%的患者出现死亡。

患者常在术后数小时出现症状，但也有因颈前路钢板螺钉凸出而导致迟发性食管穿孔的病例报道。当怀疑有食管穿孔时（颈痛、吞咽困难、吞咽疼痛、发热、颈部皮下气肿），口服水溶性造影剂行CT扫描是很有必要的（图13-3，图13-4和图13-5）。

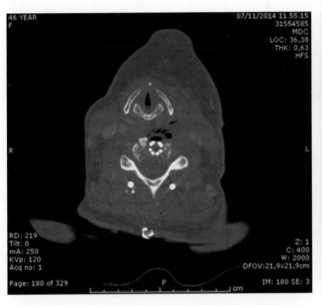

图13-3　C5～C6内植物固定处的食管瘘管（轴位CT）

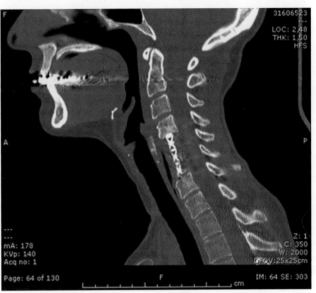

图13-5　气管—食管瘘修补术后食管再通

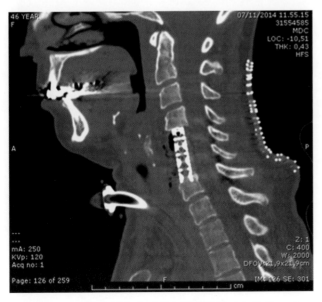

图13-4　颈椎内固定术后前方椎旁脓肿（矢状位CT）

13.15　咽瘘（PEF）

颈椎前外侧入路术后出现咽瘘概率较低，但却是较为严重的并发症，发生率为0～1.62%。由于咽部更加靠近椎体且管壁较薄，所以在颈椎外伤中更容易受到损伤。其临床症状与治疗策略类似于食管穿孔。

行CT及MRI扫描以排除继发脓肿或椎体内固定失败是很有必要的（图13-6）。

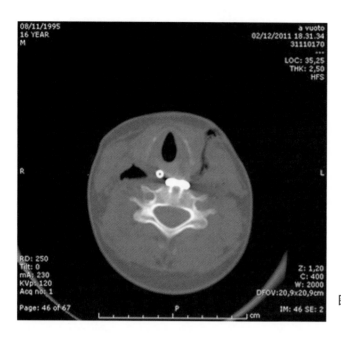

图13-6　轴位CT扫描：左侧咽瘘；合并脓肿形成；椎体内固定稳定

13.16 骨髓炎

颈椎术后骨髓炎是严重的并发症，常合并有脓肿、食管瘘、气管–食管瘘[11]。

CT扫描对于辅助诊断很有必要（图13-7，图13-8和图13-9），骨扫描也有助于明确诊断。

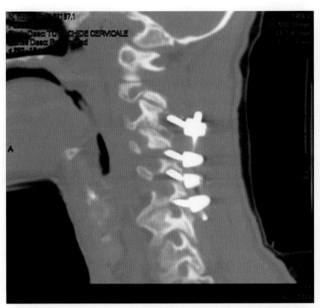

图13-7　后路内固定术后骨髓炎合并颈椎内固定松动

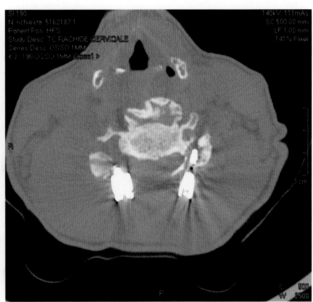

图13-9　侧块内固定术后骨髓炎

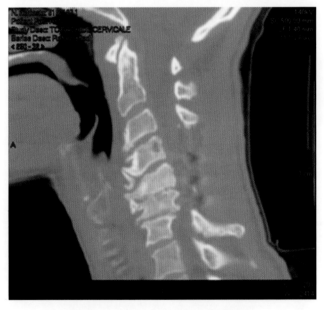

图13-8　骨髓炎合并棘突骨质吸收

13.17　并发症的治疗

颈前路术后并发症通常采取手术治疗，特别对于主要并发症而言。治疗方法可能多种多样，有时对于同一患者而言可能不止一种并发症需要手术治疗。

体格检查与抽血化验很有必要，但影像学检查对于决定手术入路起着决定性作用。如果出现感染，需给予静脉注射广谱抗生素治疗，假如出现严重的吞咽困难和食管瘘，应避免经口营养而采取鼻饲营养。

如出现咽瘘，则需使用胸锁乳突肌皮瓣进行移植；有时环咽肌切开术对于降低咽部压力以及防止瘘管复发是很有帮助的，尤其是对于食管上括约肌缺陷患者[12]。

如果术中出现食管穿孔，应使用可吸收线进行原位双层（黏膜层和肌层）缝合，采用减张缝合可避免继发性食管狭窄。

对于术后出现穿孔病例，可在清创术后使用或不使用肌瓣移植进行缝合修补瘘口。如果伴有早期内固定失败，需将内固定取出，脊柱需使用外固定或内固定支具进行稳定。此外，需要将体内游离的异物如拔出的螺钉取出（图13-10）。

对于较大的穿孔，使用肌瓣（胸锁乳突肌、胸大肌、颈长肌肌瓣）进行修补原位缝合可能会有效[6, 13, 14]。

气管—食管瘘的治疗方法与上述类似（图13-11、图13-12、图13-13和图13-14），甚至需使用带蒂或带血管肌瓣[15]。对于较大的气管—食管瘘，尤其是对于既往有放疗病史的患者，由于前臂或股前外侧游离肌瓣含有大量血管化组织可供移植，在气管—食管瘘修补术中应用具有一定优势[16]。

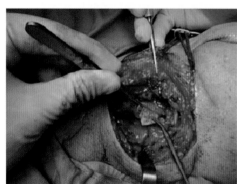
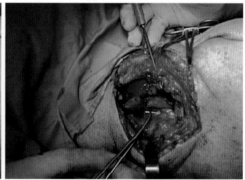

图13-10　颈部脱出螺钉被取出

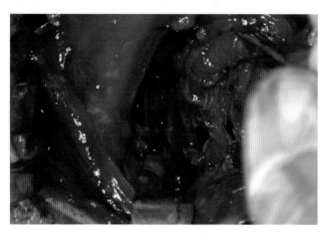

图13-11　气管—食管瘘

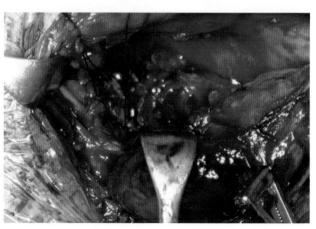

图13-12　气管—食管瘘修补

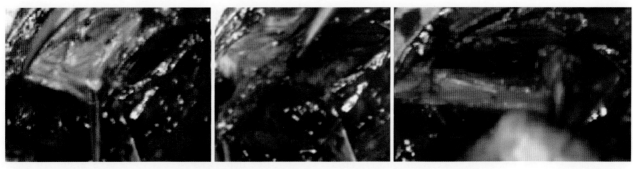

图13-13 在食管与气管间使用胸锁乳突肌肌瓣进行加固

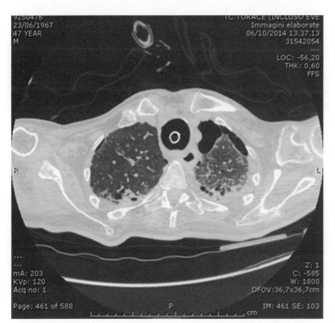

图13-14 食管—气管瘘修补术后CT扫描显示预后良好

参考文献

[1] Wang MC, Chan L, Maiman DJ, et al (2007) Complications and mortality associated with cervical spine surgery for degenerative disease in the United States. Spine (Phila Pa 1976) 32(3): 342–347.

[2] Zeidman SM, Ducker TB, Raycroft J (1997) Trends and complications in cervical spine surgery: 1989–1993. J Spinal Disord 10(6): 523–526.

[3] Graham JJ (1989) Complications of cervical spine surgery. A five-year report on a survey of the membership of the Cervical Spine Research Society by the Morbidity and Mortality Committee. Spine (Phila Pa 1976) 14(10): 1046–1050.

[4] Rampersaud YR, Moro ER, Neary MA, et al (2006) Intraoperative adverse events and related postoperative complications in spine surgery: implications for enhancing patient safety founded on evidence-based protocols. Spine (Phila Pa 1976) 31(13): 1503–1510.

[5] Jung HJ, Park JB, Kong CG, et al (2013) Postoperative urinary retention following anterior cervical spine surgery for degenerative cervical disc diseases. Clin Orthop Surg 5(2): 134–137. doi: 10.4055/cios.2013.5.2.134, Epub 2013 May 15.

[6] Spanu G, Marchionni M, Adinolfi D, et al (2005) Complications following anterior cervical spine surgery for disc diseases: an analysis of ten years experience. Chir Organi Mov 90(3): 229–240.

[7] Shih P, Simon PE, Pelzer HJ, et al (2010) Osteophyte formation after multilevel anterior cervical discectomy and fusion causing a delayed presentation of functional dysphagia. Spine J 10(7): e1–e5. doi:10.1016/j.spinee.2010.04.014, Epub 2010 May 20.

[8] Orhan KS, Acar S, Ulusan M, et al (2013) Persistent cough associated with osteophyte formation and vagus nerve impingement following cervical spinal surgery: case report. J Neurosurg Spine 19(2): 167–169. doi:10.3171/2013.4.SPINE12428, Epub 2013 May 24.

[9] Kansal R, Nama S, Mahore A, et al (2012) Fat graft migration causing recurrent cervical cord compression. Turk Neurosurg 22(4): 502–505. doi: 10.5137/1019-5149.JTN.3916-10.1.

[10] Lin TY, Chen WJ, Hsieh MK, et al (2014) Postoperative meningitis after spinal surgery: a review of 21 cases from 20,178 patients. BMC Infect Dis 14: 220. doi: 10.1186/1471-2334-14-220.

[11] Zairi F, Tetard MC, Thines L, et al (2012) Management of delayed oesophagus perforation and osteomyelitis after cervical spine surgery: review of the literature. Br J Neurosurg 26(2): 185–188. doi: 10.3109/02688697.2011.609604, Epub 2011 Oct 4.

[12] Iyoob VA (2013) Postoperative pharyngocutaneous fistula: treated by sternocleidomastoid flap repair and

cricopharyngeus myotomy. Eur Spine J 22(1): 107−112. doi: 10.1007/s00586-012-2451-4, Epub 2012 Sept 19.

[13] Lu X, Guo Q, Ni B (2012) Esophagus perforation complicating anterior cervical spine surgery. Eur Spine J 21(1): 172−177. doi: 10.1007/s00586-011-1982-4, Epub 2011 Aug 27.

[14] Kim SJ, Ju CI, Kim DM, et al (2013) Delayed esophageal perforation after cervical spine plating. Korean J Spine 10(3): 174−176. doi: 10.14245/kjs.2013.10.3.174, Epub 2013 Sep 30.

[15] Jaiswal D, Yadav P, Shankhdhar VK, et al (2015) Tracheoesophageal puncture site closure with sternocleidomastoid musculocutaneous transposition flap. Indian J Plast Surg 48(3): 278−282. doi: 10.4103/0970-0358.173125.

[16] Wreesmann VB, Smeele LE, Hilgers FJ, et al (2009) Closure of tracheoesophageal fistula with prefabricated revascularized bilaminar radial forearm free flap. Head Neck 31(6): 838−842. doi: 10.1002/hed.20971.